Hans-Arved Willberg
Keine Angst vor der Angst!

Hans-Arved Willberg

Keine Angst vor der Angst!

Angststörungen – ihre Ursachen und wie man sie bewältigen kann

scm R.Brockhaus

RB*taschenbuch Bd.* *643*

3. Auflage 2006

Umschlaggestaltung: Dietmar Reichert, Dormagen
Umschlagfoto: Alexander Scott/ZEFA, Düsseldorf
Druck: Jesusbooks, Großburgwedel
ISBN 3-417-20643-X
Bestell-Nr. 220 643

INHALT

Einleitung

»Das Gefühl des *Verlorenseins* ist dem Menschen in seinem Ursein mitgegeben, und es lebt in ihm als Angst.«

OTTO HAENDLER

Die Angst sitzt tief in der Menschheitsgeschichte. Angenommen, ein Römer und ein Germane hätten sich im Kampf gegenseitig in ihrer Sprache »Ich habe Angst!« zugerufen – sie hätten sich verstanden, weil sie Wörter mit gemeinsamer Wurzel gebrauchten, die darum auch ganz ähnlich lauteten. Das Wort »Angst« ist älter als Römer- und Germanentum. Doch sich darauf zu verständigen, den Waffengang lieber sein zu lassen, weil beide Seiten Angst haben, ist schon seit Menschengedenken höchst unüblich. Man(n) würde ja Schwäche zeigen.

Wenn die Römer *angor* sagten, bezeichneten sie damit einen Zustand der Beengung. Angst macht das, was uns bedrückt und bedrängt. Die alten Griechen sprachen von der *thlipsis* und meinten dasselbe damit. In diesem Sinn wird das griechische Wort auch in der Bibel gebraucht. Natürlich erleben wir Angst nicht nur als etwas Äußeres, sondern wir *haben* sie auch, und das bedeutet dann: Sie ist *in* uns und übt eine unangenehme Macht auf uns aus.

Angst ist nicht nur eine bedrängende Situation, sondern mehr noch ein Gefühl. Doch für jedes Gefühl gilt, dass es uns nicht unbedingt beherrschen muss. Wir können uns in vieler Hinsicht gegen ungünstige Gefühlsimpulse wehren. So auch gegen die Angst. Darum kommt es vor, dass Menschen mitten in der Angst ganz ohne Angst sind. In der Bibel und in der Geschichte des Christentums finden wir viele Beispiele von Personen, die in äußerst bedrängenden Situationen erstaunlich ruhig und gelassen waren. Von Angst umgeben, blieben sie doch vor ihrem Zugriff geschützt: »Von guten Mächten wunderbar geborgen, erwarten wir getrost, was kommen mag ...« (Dietrich Bonhoeffer).

In unserer heutigen Gesellschaft ist dagegen ein Flächenbrand der Angst entstanden. Nur scheinbar hat der technische Fortschritt größere Sicherheit gebracht. Wie in Schillers »Zauberlehrling« wissen wir die Geister, die wir riefen, nicht mehr zu bändigen. Das Künstliche der Technik schiebt sich zwischen uns und die Natur. In einer unpersönlichen technisierten Welt fühlt sich der heutige Mensch einsam und fremd. Deswegen ist er besonders anfällig für die Angst.

Es scheint keinen wirksamen Schutz davor zu geben, dass der böswillige oder leichtsinnige Einsatz gefährlicher Technologien unheilbare Schäden für die ganze Welt anrichtet. Das Gefühl der Ohnmacht ist groß geworden. Wenige protestieren, viele resignieren, suchen nur noch ihr privates Glück und zerstreuen ihre Sorgen durch Medienkonsum, Freizeitaktivitäten und Betäubungsmittel. Aber die Angst wird dadurch nicht bewältigt. Sie wächst vielmehr immer stärker an. In Umfragen zeigt sich, wie groß sie geworden ist. Angststörungen führen die Liste der psychischen Störungen an und sind ein gewaltiger Kostenfaktor in der medizinischen Behandlung.

Vor drei Jahren brach die Milleniumspanik aus. Dann folgte die Terrorangst. Die Angst vor Arbeitslosigkeit und wirtschaftlichem Niedergang ist schon bald chronisch. Sie scheint sogar noch größer zu sein als die Angst vor Unfällen und schwerer Krankheit, vor Pflegebedürftigkeit im Alter und vor Kriminalität.

Aber die Angst ist nicht nur Plage und Störung. Sie gehört zu unserem Menschsein, und sie ist wichtig für uns. Wir müssen uns ihrer nicht schämen. Sie hat so wenig mit Überängstlichkeit und Feigheit zu tun wie Mut mit Übermut und Leichtfertigkeit. Der Sinn der Angst ist der Schutz des Lebens.

Helferin oder Tyrannin?

Die Angst als Helferin

Ohne Angst kein Überleben

Der Schöpfer hat Tiere und Menschen mit der psychischen Fähigkeit ausgestattet, Angst zu haben. Ohne Angst könnten wir gar nicht überleben. Stellen Sie sich vor, ein Kind würde ohne Angst auf eine verkehrsreiche Straße laufen! Es wäre furchtbar. Verhaltensforscher haben folgendes Experiment durchgeführt: Eine Gruppe von harmlosen Zierfischchen der Gattung Guppy wurde zusammen mit einem kannibalischen Schwarzbarsch in ein Aquarium gegeben – sechzig Stunden lang. Bald zeigten sich drei Charaktertypen bei den Guppys: die Furchtsamen, die Wechselhaften (manchmal mutig, manchmal ängstlich) und die Furchtlosen. Am Ende des Experiments hatte der Schwarzbarsch alle Furchtlosen gefressen. Bei den Wechselhaften überlebten 15 Prozent, aber von den Ängstlichen schaffte es fast die Hälfte.

Eine sinnvolle Art der Angst

Vorsicht ist eine sinnvolle Art von Angst. Trotzdem werden in unserer Gesellschaft schüchterne und zurückhaltende Menschen viel eher als gestört abgestempelt als kontaktfreudige und extrovertierte. Dazu kommt noch, dass sich die Schüchternen auch eher mit Selbstzweifeln quälen. Sie sind darum empfänglicher für die

Unterstellung, bei ihnen stimme psychisch etwas nicht. In Wirklichkeit besitzen sie aber eine besondere Fähigkeit, die anderen mangelt: Sie sind im Umgang mit den Menschen behutsamer. Damit schützen sie sich selbst und andere oft besser als »draufgängerische« Zeitgenossen, die gar nicht merken, dass sie manchen durch ihre forsche Art Mühe machen.

Der vollautomatische Schleudersitz

Angst macht Beine

Angst ist nicht nur eine psychische, sondern auch eine körperliche Fähigkeit: Angst macht Beine! Unser Organismus schaltet blitzschnell bei der Wahrnehmung einer akuten Gefährdung auf eine höchst aktive Alarmhaltung um. Ein kleiner Bereich des Limbischen Systems im Gehirn, das an der Steuerung von Gefühlen maßgeblich beteiligt ist, hat die lebenswichtige Aufgabe, diese Notfallreaktionen auszulösen: Es sind Teile der so genannten Amygdala, die in der Literatur oft pauschal als »der Mandelkern« bezeichnet werden. Durch die Aktivität des Mandelkerns erhalten wir von einem Moment auf den anderen die Energie, einer Bedrohung gerade noch rechtzeitig zu entgehen. Die Reaktion findet automatisch statt. Wenn wir bei jedem Schreck erst noch überlegen müssten, ob es sich lohnt, darauf zu reagieren, würde die Schrecksekunde im entscheidenden Augenblick oft zu lang dauern.

Das Limbische System ist ein überwiegend aus Nervensträngen bestehender Saum (von lat. *limbus* = Saum), der um das Zwischenhirn herum gelagert und mit diesem eng verbunden ist. Das Zwischenhirn ist Teil des Hirnstamms. Dieser wird auch als »Reptiliengehirn« bezeichnet, weil solche Tiere diesen Hirnteil ebenfalls besitzen und damit über ein komplexes Steuerorgan verfügen, das reflexhaft und rein instinktiv ihr Verhalten bestimmt. Auch der Mensch kann diese elementaren Vorgänge normalerweise nicht willentlich beeinflussen. Das Limbische System ist maßgeblich an der Entstehung elementarer Gefühle wie Angst, Aggression, Trauer, Freude und Neugier beteiligt. Man kann sie auch Primäraffekte nennen, weil sie die Basis für eine Vielzahl anderer Gefühle bilden. Diese Primäraffekte sind von unseren Gedanken oder unserer Einstellung grundsätzlich unabhängig. Das Fühlen des Menschen wird jedoch in besonderer Weise von der Großhirnrinde beeinflusst, dem Sitz von Denken und Wollen. Unter der Einwirkung des Großhirns entstandene Gefühle kann man als Sekundäraffekte bezeichnen.

Das Limbische System

Nicht nur das Großhirn steht in regem Kontakt zum Limbischen System. Es wirken auch vielfältige andere Einflüsse des Nervensystems auf die Affekte ein. Die Gefühle, die wir erleben, sind darum das Resultat komplexer Wechselbeziehungen. Die Unterscheidung zwischen Primär- und Sekundäraffekten ist somit nur ein ver-

Komplexe Wechselbeziehungen

einfachendes Modell, mit dessen Hilfe sich allerdings manche psychischen Phänomene recht gut verstehen lassen, wie wir noch sehen werden.

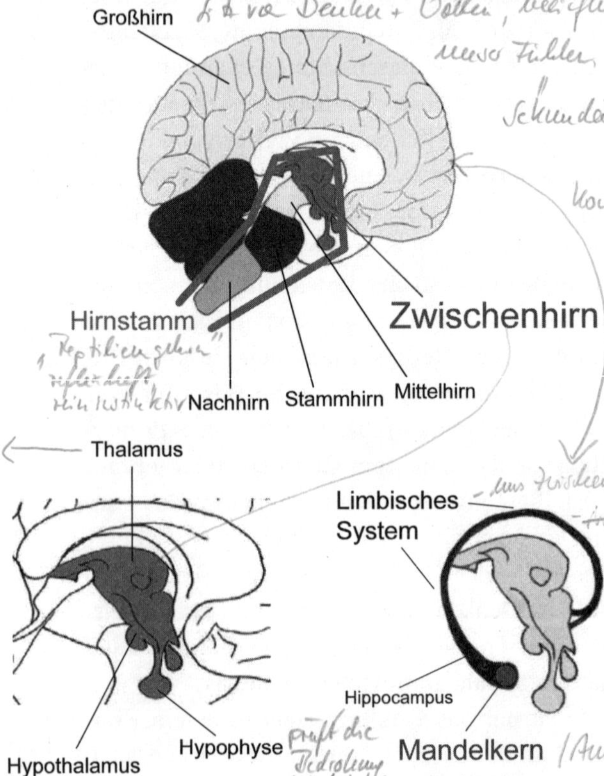

Wie bei der Feuerwehr

Das Zwischenhirn nimmt die Sinnesreize auf und kann, im Zusammenspiel mit dem Limbischen System, durch die automatische Ausschüttung von Hormonen und Botenstoffen blitzschnelle Reaktionen darauf einleiten. Dem Mandelkern kommt dabei eine Schlüsselrolle zu. Er funktioniert wie die Alarmanlage bei der Berufsfeuerwehr: Wenn das Zwischenhirn einen Sinneseindruck meldet, der eine akute Bedrohung darstellen könnte, signalisiert der Mandelkern das nicht nur, sondern er setzt sofort alles zur Abwendung der Gefahr in Bewegung – die Feuerwehr rückt sozusagen aus.

Die Wahrnehmung des Mandelkerns ist allerdings unpräzise. Lieber fünfmal zu viel aufgepasst als einmal zu wenig! Häufig löst er Fehlalarm aus. Dann ärgern wir uns vielleicht, völlig unnötig so auf Touren gekommen zu sein. Aber eigentlich können wir froh sein, dass unser »vollautomatischer Schleudersitz« zur Lebensrettung so zuverlässig funktioniert.

Ein benachbarter Teil im Limbischen System, der Hippocampus, prüft im Augenblick der Wahrnehmung, wie die Bedrohung einzuordnen ist: Wird der Schuss im Fernsehen abgefeuert, oder kommt er aus dem Nachbarzimmer? Wenn die Zuordnung eindeutig ist, unterbleibt der Alarm. Fehlt aber die Eindeutigkeit, dann kann der Mandelkern nicht abwarten, bis die Umstände ausreichend analysiert sind. Er schickt zwar sofort eine Meldung an das Großhirn, um das Problem mit Verstand und Intuition untersuchen zu lassen, aber gleichzeitig gibt er dem Organismus den Impuls, sich innerhalb der berühmten »Schrecksekunde« für Abwehr oder Flucht zu mobilisieren.

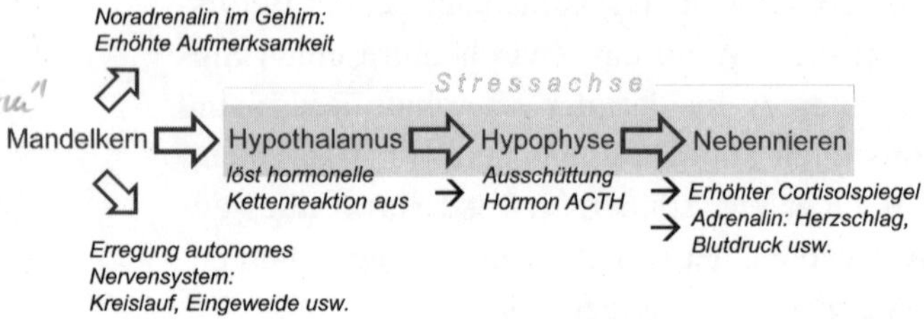

Die Stressreaktion

Die »ausrückende Feuerwehr« verteilt sich auf verschiedene Wege, doch der Hauptzug benutzt die »Stressachse«. Zunächst werden Teile des Zwischenhirns aktiv: Die Hypothalamus gibt der Hypophyse das Signal, das Hormon ACTH in die Blutbahn auszustoßen. Es wird von der Nebennierenrinde aufgenommen und führt im Zusammenspiel mit dem Sympathischen Nervensystem dort und im Nebennierenmark zur vermehrten Bildung von Cortisol und zur Ausschüttung von Adrenalin (und Noradrenalin). Das Adrenalin bewirkt die typischen Symptome der Aufregung: erhöhter Puls und Blutdruck und die Ansammlung von Blut in den Armen und Beinen, um diesen ein Höchstmaß an Energie zur Verfügung zu stellen. Weil das Blut in der Bauchregion fehlt, entsteht dort das wohl bekannte »flaue« Gefühl.

Zu den Sofortmaßnahmen, die der Mandelkern veranlasst, gehört auch eine kräftige Zufuhr des »Wachmachers« Noradrenalin in den anderen Teilen des Gehirns. Das stimuliert den Organismus, nun überaufmerksam auf mögliche neue Gefahren zu achten. Auch wenn die akute Bedrohung vorüber ist, bleibt die Person so lang nervös, bis der Noradrenalinschub sich gelegt hat. Hinzu kommt, dass auch das von den Nebennieren ausgeschüttete Adrenalin eine Weile braucht, bis es wieder abgebaut ist.

In der Zwischenzeit kommt es entscheidend auf Analyse und Maßnahmen des Großhirns an. Bis hier lief alles vollautomatisch ab – gegen den Schreck kann man nichts machen. Aber jetzt folgt die bewusste Reaktion. Je nach Urteil der Gedanken wird der Alarm abgeblasen, in eine andere Richtung gelenkt oder verstärkt. Wenn es sich um eine ernste Gefahr handelt, kann das sehr sinnvoll sein. Aber oft ist sie nur eingebildet. Dann wird aus dem Schreck eine eigentlich unnötige Angst.

Wenn die akute Alarmreaktion nicht durch ungünstige Gedanken aufrecht erhalten und verstärkt wird, hört sie bald wieder von selbst auf. Die vom Mandelkern ausgelöste Kettenreaktion hat unter anderem zur Folge, dass dem Blut vermehrt das Stresshormon Cortisol zugeführt wird. Ist der Spiegel hoch genug, blockiert er den hormonellen Mechanismus der Aufregung. Die Aktivität des erregenden sympathischen Nervensystems wird dann von selbst durch das beruhigende parasympathische Nervensystem abgelöst.

Der Organismus ist also darauf programmiert, dass akute Angstzustände von selbst aufhören, wenn sie nicht »künstlich« fortgesetzt werden.

Angst und Aggression

Angst als Alarmreaktion: Diese Erkenntnis macht verständlich, warum unser deutsches Wort Angst mit dem englischen *anger* = »Ärger« verwandt ist. Angst und Aggression haben viel miteinander zu tun. Die Reaktion auf eine Bedrohung kann Flucht oder Gegenwehr sein. Nicht umsonst heißt es: Angriff ist die beste Verteidigung.

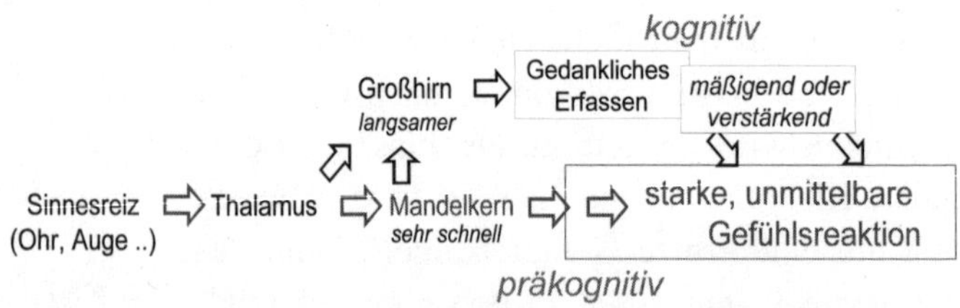

Wenn der Mandelkern bei tatsächlichen oder eingebildeten akuten Bedrohungen Alarm auslöst, hinkt die gedankliche (kognitive) Wahrnehmung und Verarbeitung hinterher: Die unmittelbare Reaktion spielt sich im Vorgedanklichen (präkognitiv) ab. Je nach Art der Gedanken wird die Furchtreaktion danach verstärkt oder gemäßigt.

Das rote Lämpchen

Vorsicht ist Voraussicht

Auch die Angst ohne plötzliches Erschrecken kann sehr sinnvoll sein. Die Angst vor dem, was kommen könnte, ist die Voraussetzung der Vor-Sicht. Wer Zukünftiges vorhersieht und darum vorsorgt, handelt vernünftig. Nichts ist in der heutigen Politik wohl so gefährlich wie leichtfertiger Optimismus nach dem Motto »Das kriegen wir schon irgendwie hin«. Menschen, die auf Gefahren politischer Entwicklungen hinweisen, sollten nicht gleich als fortschrittshemmende Angsthasen diffamiert werden. Vorsicht ist Voraussicht. Vorsichtig ist ein Mensch mit Weitsicht. Vorsicht ist nicht Angstmacherei, sondern ein wesentlicher Aspekt der Verantwortung.

Emotionen sind Signale

Emotionen zeigen an, dass uns etwas wichtig ist. Das merken wir zum Beispiel, wenn uns jemand ein Geschenk macht, das wir langweilig finden. Wir freuen uns einfach nicht und haben Mühe, höflich zu lächeln. Unangenehme Gefühle stellen sich ein, wenn wir etwas nicht bekommen, das wir für wertvoll halten. Emotionen sind Signale: Wenn wir sie beachten, können wir erkennen, was uns und anderen wichtig ist. So banal das klingt, so wenig selbstverständlich scheint es doch in der Praxis zu sein. Oft sind wir uns der eigenen Ziele und Werte gar nicht recht bewusst. Wir tun unsere Gefühle ab oder unterdrücken sie, statt sie zu nutzen, um uns daran zu erinnern, was für uns persönlich von Bedeutung ist.

Bedrohte Werte

Das rote Lämpchen der Angst ist grundsätzlich ein Hinweis darauf, dass man irgendeine existenzielle Bedrohung vermutet. Je stärker unsere Angst ist, umso größer ist der Wert für uns, den wir beschützen wollen. Was ist mir so wichtig, dass ich so große Angst habe? Diese Frage kann uns die Tür für ein neues förderliches Verhältnis zu uns selbst öffnen. Die Angst an sich ist nicht das Problem. Entscheidend ist, was wir damit machen: Dient sie uns, oder lassen wir uns von ihr beherrschen? Wenn sie uns dient, ist sie eine Helferin, wenn wir sie über uns herrschen lassen, wird sie zur Tyrannin.

Die Angst als Tyrannin

Der Dichter Reinhold Schneider schrieb: »Auf der Angst beruht die Macht, das Reich des Bösen. Darum steigert und verbreitet der Böse die Angst, wo immer er sein Reich begründen, ausbreiten, erhalten will.« Die Angst selbst ist weder gut noch böse. Aber wenn sie zur Tyrannin wird, ist sie ein schlimmes Werkzeug des Bösen, durch das sehr viel Unheil geschieht.

Das Märchen vom »Platsch«

Das tibetanische Märchen vom »Platsch«[1] erzählt von der merkwürdigen Unlogik und Ansteckungsgefahr vieler Ängste: Sechs Hasen wohnten einmal an einem kleinen See inmitten eines Papaya-Waldes. Als die Früchte reiften, fiel eine Papaya-Frucht ins Wasser und machte »Platsch!« Die Hasen, die dieses Geräusch noch nie gehört hatten, erschraken gewaltig und stoben auseinander. Ein Fuchs sah sie davonlaufen und rief ihnen zu »Was ist los? Warum lauft ihr

[1] Nach Josef Guter, 1973

denn so?« »Der Platsch kommt«, keuchten die Hasen und hetzten weiter. Kaum hatte der Fuchs dies vernommen, rannte er ebenfalls los. Voller Neugier sah ein Affe von einem Baum aus den flüchtenden Fuchs und fragte: »Was hast du's denn so eilig, brennt's irgendwo?« »Der Platsch kommt«, rief der Fuchs außer Atem, ohne seinen Lauf zu verzögern. Der Affe besann sich nicht lange und jagte davon.

Die Nachricht verbreitete sich in Windeseile bei allen Tieren in Wald und Steppe. Zuletzt schien alles auf der Flucht zu sein. Die flüchtenden Tiere kamen schließlich zu einem Berg, an dessen Fuß ein alter Löwe mit einer langen Mähne lag. Als er die vielen Tiere alle so dahinjagen sah, rief er einem Löwen zu: »Warum so eilig, Bruder? Was rennst du denn, hast doch scharfe Zähne und mächtige Pranken!«»Der Platsch kommt!«, rief der Löwe und wollte weiter. »Der Platsch? Wer ist das denn? Wo ist er?« »Weiß ich auch nicht«, meinte der andere. »Also langsam«, sagte der alte, erfahrene Löwe. »Dieser Sache müssen wir nachgehen. Woher hast du denn die Nachricht?« »Der Tiger kam vorbei und hat es mir gesagt«, meinte der Löwe, der nun in seinem Lauf innehielt. »Ich habe es vom Leoparden«, sagte der Tiger. Der Leopard bekannte, dass er vom braunen Bären gewarnt worden war, und jener hatte die Nachricht von seinem Vetter, dem schwarzen Bären. Niemand wusste Genaues über den Platsch zu berichten.

Der Löwe mit der langen Mähne fragte auch die sechs Hasen. »Wir haben ihn gehört! Mit unseren eigenen Ohren haben wir den Platsch gehört«, sagten die Hasen und boten sich an, alle Tiere an den kleinen See zurückzuführen. Auf den Befehl des alten Löwen gingen sie schließlich allen Tieren voraus und kehrten zurück in den Papaya-Wald. »Hier haben wir ihn gehört«, sagten die sechs Hasen und sahen sich furchtsam um. In diesem Augenblick fiel erneut eine Papaya-Frucht vom Baum ins Wasser und machte »Platsch«. Der alte Löwe schmunzelte und sagte ruhig: »Eine Papaya-Frucht ist ins Wasser gefallen. Da hat es ›Platsch‹ gemacht. Wollt ihr nicht wieder davonlaufen?« Da lachten die Tiere und atmeten erleichtert auf. Aber den Hasen wurde von da an nicht mehr allzu viel geglaubt.

Die geleugnete Angst

Die Verlagerung der Angst nach außen

Wo so getan wird, als sei die Angst nicht da, ist sie dennoch vorhanden. Doch sie wird nicht wahrgenommen und darum nicht beherrscht. Die unbeherrschte Angst entwickelt sich aber mehr und mehr zur Herrscherin. Eine Möglichkeit, Angst zu leugnen, ist die Projektion: Die Bedrohung wird stark überzeichnet. Deswegen scheint es so, als läge das Problem nicht in uns selbst, sondern außerhalb von uns. Dann werden zum Beispiel dämonenhafte Feindbilder gemalt. So kann die Herrschaft der Angst zu Krieg und Terror führen. Oder umgekehrt: Die Angst versteckt sich hinter Mitleid und Fürsorglichkeit. Zum Beispiel lässt dann die Angst vor dem eigenen Leiden nicht zu, das Leiden anderer bis zum Ende auszuhalten. Deswegen wird etwa der Ruf nach dem »Gnadentod« laut.

Regierende Angst wird zur mörderischen Tyrannin. Maßlos und grausam wie noch nie konnte sie im Nationalsozialismus herrschen. Sie wurde so mächtig, weil es sie nicht geben durfte: Ein wahrer Deutscher hatte keine Angst zu haben. Es gelang perfekt, sie in die Sorge vor den bösen Feinden und um die bedrohten Volksgenossen zu verkleiden.

In der Bibel wird berichtet, dass Jesus seinen Begleitern offen sagte, sein Weg würde zur Kreuzigung führen. Petrus konnte diese Worte wahrscheinlich nicht ertragen, weil er selbst vor einem Leidensweg wie diesem große Angst hatte. Aber er wollte sich seine Angst nicht eingestehen. Darum verlagerte er das Problem auf Jesus und begann, ihm solche Gedanken auszureden: »Herr, das darf nicht sein, nie darf dir so etwas zustoßen!« Er hüllte seine Angst in Fürsorglichkeit. Jesus wusste, wohin dieses Verhalten führen kann, und bezeichnete es darum sehr deutlich als etwas geradezu Satanisches (Matthäus 16,21–23).

Auch die anderen Jünger kamen mit dem Leidensweg Jesu nicht zurecht, weil sie mit ihrer Angst nicht umzugehen wussten. Sie schwankten zwischen schwärmerischem Optimismus und tiefer Resignation. Jesus hingegen kannte die Angst und wusste ihr zu begegnen. Darum konnte er dem Kreuz nüchtern entgegensehen und sich darauf vorbereiten.

Die gegenstandslose Angst

»Die ganze Seele bibbernd in der Kehle«

Selbst das halt- und gewissenlose Scheusal Fjodor Pawlowitsch, eine der Hauptpersonen in F. M. Dostojewskis großem Roman »Die Brüder Karamasow«, überkommt manchmal eine übermächtige »geistige Angst«, und dann fühlt er sich so, als ob ihm »die ganze Seele bibbernd in der Kehle« sitzen würde. Es ist die Angst vor »irgendetwas Unbekanntem, doch Furchtbarem und Gefährlichem«. Dann braucht er nichts als einen freundlichen Menschen, der sich ihm nicht aufdrängt, aber verlässlich da ist, der sich nicht selbst wichtig tut, der nicht mit Ratschlägen in ihn dringt, der keine Moralpredigten hält, der den Angstgepeinigten schützt, statt ihn bloßzustellen, und der von dieser Angst nicht selbst überwältigt wird, weil er Frieden hat.

Mit wenigen feinen Strichen zeichnet Dostojewski hier ein Bild der Daseinsangst und des seelsorgerlichen Beistands, der ihr standhält und sie überwinden kann. Das Wesen der Angst besteht darin, dass der Mensch ein Wesen in Angst ist. Die hebräische Sprache des Alten Testaments hat das mit dem Wort *nefesh,* einem ihrer Zentralbegriffe für die menschliche Seele, zum Ausdruck gebracht. *Nefesh* ist der Mensch in seiner umfassenden Bedürftigkeit, der sich durch das Leben dem Tod entgegen bewegt wie eine Nussschale auf dem Meer. *Nefesh* ist der zutiefst bedrohte Mensch mit dem unendlichen Verlangen nach Leben, nach Atem und Nahrung, Schutz und Geborgenheit. Als Bedrohter ist er in existenzieller Angst. *Nefesh* ist die »ganze Seele bibbernd in der Kehle«.

Angst von Anfang an

Die Angst ist nicht nur jedem Menschen in die Wiege gelegt, sie ist auch schon zu Beginn der Menschheitsgeschichte da. Der Bibel nach gab es bereits vor dem Sündenfall Angst, denn den ersten Menschen war ein Verbot gegeben, das Gott mit einer Drohung bekräftigte: »Esst nicht von dieser Frucht da, denn wenn ihr es tut, werdet ihr sterben.« Adam und Eva wussten also sowohl um den Tod als Möglichkeit als auch um die Heiligkeit Gottes. Sie konnten Gefahr empfinden – eine Fähigkeit, die ihnen durch die Schöpfung verliehen war. Diese Angst stand nicht im Gegensatz zur Geborgenheit, die sie empfanden. Sie diente dem Leben.

Nach dem Sündenfall herrscht aber eine andere Angst vor. Adam und Eva haben die Vertrauensbeziehung zu Gott zerbrochen. Nun verstecken sie sich. Zuvor half die Angst, sie in der Nähe Gottes zu halten. Jetzt treibt die Angst sie von Gott weg. Sie fliehen vor ihm und suchen gleichzeitig sehnsuchtsvoll nach der Geborgenheit, die sie verloren haben. Der Sündenfall ist die Entfremdung von Gott. Nun ist Gott selbst der völlig fremde und ungreifbare Hauptgegenstand unserer Angst. Weil wir Gott nicht fassen können, bleibt die Angst namenlos. Wir erleben die Angst vor Gott als Angst vor dem Nichts. Gott ist nicht mehr die Mitte unseres Lebens. Das Böse und der Tod greifen nach uns.

Die Angst als Furcht

Der eigentliche Sinn der Angst

Der Philosoph, der wohl am intensivsten über das Problem der Angst nachdachte, war Søren Kierkegaard (1813–1855). Er lehrte, dass sich der Mensch zwangsläufig in der Daseinsangst verliert, wenn er nicht durch den Glauben wieder in die Gemeinschaft zu Gott findet. In der Rückkehr zu Gott liege der eigentliche Sinn der Angst. Weil schon Adam und Eva keine Vorstellung davon haben konnten, was »des Todes sterben« bedeutet, besaß nach Kierkegaard ihre Angst keinen Gegenstand. Sie erlebten ihre Angst vielmehr als Angst vor »Etwas, das Nichts ist«. Nach Kierkegaard bleibt das hinfort kennzeichnend für die Angst. Darum unterscheidet er strikt zwischen Angst und Furcht: Furcht hat einen Gegenstand.

Das Verbot, vom Baum der Erkenntnis zu essen, stellte die ersten Menschen in die Freiheit der Eigenverantwortung: Sie waren nun in der Lage, »ja« oder »nein« zu Gottes Befehl zu sagen – sie waren befähigt und genötigt zur Entscheidung. Dass die Entscheidung gegen den Gehorsam ausfiel und dadurch aus der unschuldigen Angst die schuldige Angst nach dem Fall wurde, sei ein nicht erklärbares Geheimnis, meinte Kierkegaard.

Die Angst sucht sich Gegenstände

Um die Qual der Angst vor dem Nichts zu überwinden, suchen wir uns Gegenstände für die Angst: Die Angst wird zur Furcht. Dem Menschen, dessen Dasein dem einer Nussschale auf offenem Meer gleicht, ist es ein unerträglicher Gedanke, dass kein Land in Sicht ist und dass seine Füße keinen Boden finden könnten. Darum beschäftigt er sich mit dem nahe Liegenden: Die Angst findet ihre Gegenstände. Er konzentriert sich auf die Bewältigung der nächsten Welle und sucht in vorbei treibenden Hölzern sein Heil.

Angst als Störung

Wie entstehen Angststörungen?

Angst im Übermaß

Die Übergänge von der »normalen« zur »pathologischen« Angst sind fließend. Eine Angst wird zur behandlungsbedürftigen Störung, wenn

- sie keinen Grund hat, der ihrer Stärke entspricht,
- sie außergewöhnlich stark ist oder lange andauert,
- sie sich durch Vermeidungsstrategien selbst verstärkt,
- die betroffene Person dadurch deutlich eingeschränkt ist und
- die betroffene Person sie nicht mehr kontrollieren kann.

Hintergründe von Angststörungen

Es gibt unterschiedliche psychologische Modelle, die zu erklären versuchen, wie Angststörungen entstehen. Man geht davon aus, dass Kindheitsängste entweder zu einem erhöhten Grundpegel der Ängstlichkeit im späteren Leben führen oder den Beginn von Störungen im Erwachsenenalter bilden. Nach klassischer psychoanalytischer Sicht sind Angststörungen im Erwachsenenalter sogar grundsätzlich »Neuauflagen« kindlicher Ängste und dienen der Verdrängung schmerzlicher Bewusstseinsinhalte.

Früher nahm man an, am Anfang jeder Phobie stehe eine traumatische Erfahrung, die dazu führe, dass die betroffene Person ähnliche Situationen immer mehr vermeide. Es ist jedoch nachgewiesen, dass bei vielen Menschen mit Angststörungen ein solches Erlebnis nicht vorliegt. Es kann sein, dass diese Menschen vergleichsweise harmlose Ereignisse (im Nachhinein) so bewerten, als wären es traumatisch schlimme Ereignisse, also etwas ganz Schreckliches. Das kann durch das Vorbild von Personen aus dem Umfeld sehr begünstigt werden. Angst ist eben ansteckend ...

Ein Bündel von Entstehungsfaktoren

Was für psychische Störungen im Allgemeinen gilt, trifft auch für Angststörungen im Speziellen zu: Dass sie nur durch einen einzigen Anlass entstehen, etwa durch ein bestimmtes traumatisches Erlebnis, ist die Ausnahme. In den meisten Fällen führt erst ein Bündel von Entstehungsfaktoren zur Störung. Sie lassen sich in die drei Hauptbereiche Veranlagung, Belastung und Bewertung untergliedern. Mit »Veranlagung« ist das gemeint, was die Person genetisch und aus der frühen Kindheit mitbringt. »Belastung« sind die äußeren und inneren Einflüsse, die hinzukommen. »Bewertung« ist die Art und Weise, mit beidem umzugehen. Die Bedeutung dieser Hauptbereiche für eine Störung kann unterschiedlich groß sein. Zum Beispiel ist es möglich, dass wegen einer verzerrten Wahrnehmung die Bewertung einen sehr hohen Anteil an der Entstehung eines Angstproblems hat. Im Hintergrund mag ein ebenfalls hoher Anteil an Veranlagung zur Ängstlichkeit mitwirken, während die reale Belastung eigentlich nur gering ist.

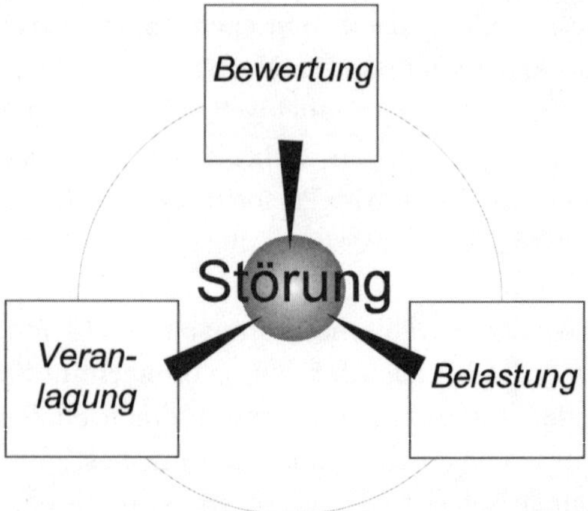

Nach Samuel Pfeifer, *Die Schwachen tragen: Moderne Psychiatrie und biblische Seelsorge,* 3. Aufl. (Brunnen: Basel/Gießen, 1994), S. 56

Der erhöhte Stresspegel

Die Entstehung von Angststörungen wird durch bereits vorhandene Ängste begünstigt, die mit einem Vermeidungsverhalten verbunden sind. Die verstärkte Aufmerksamkeit des Vermeidungsverhaltens erhöht den Stresspegel: Die Person ist »nervös«, weil sie vermehrt die Bedrohung fürchtet und darum verstärkt versucht, der Gefahr auszuweichen. Dadurch kann sich das Gefälle, mit einer Störung zu reagieren, verstärken:

Wenn die Spannung zu groß wird, gerät die Vorsicht außer Kontrolle und wird zur Panik.

Nach dem heutigen Forschungsstand kann man davon ausgehen, dass Angststörungen nicht genetisch bedingt sind. Allerdings ist eine ängstliche Grundstimmung durchaus vererbbar, wodurch die spezifischen Störungsbilder natürlich leichter zustande kommen.

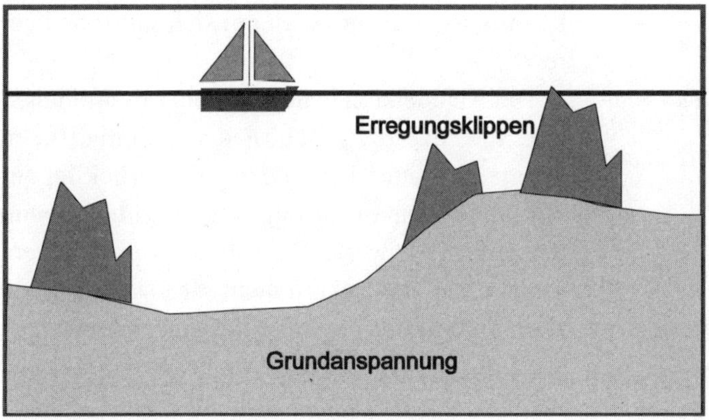

Gespeicherte Informationen

Obwohl er gerade noch sehr zufrieden war, überkommt Hans Müller bei seinem Spaziergang an einem grauen Herbstnachmittag auf einmal ein merkwürdiges Gefühl der Angst. Er zermartert sich den Kopf darüber, was die Ursache dafür sein könnte. Und er findet sie auch recht schnell: Seine minderjährige Tochter hat einen Freund, mit dem sie einige Tage wegfahren will. Es kam zu einer Auseinandersetzung mit ihr, bei der er sich aber nicht durchsetzen konnte. Hans Müller stellt fest, wie sehr ihn das offenbar belastet und seufzt: »Ach, ich bin ein Mensch, der sich immer Sorgen macht. Warum muss ich das nur so schwer nehmen, es wird ja dadurch nicht besser.« Zu Angst und Sorge gesellen sich jetzt noch Schuldgefühle. Als Hans Müller nach Hause kommt, ist er unzufrieden mit sich selbst und gereizt.

Das emotionale Gedächtnis

Der Mandelkern beherbergt ein »Bedrohungs-Archiv«, das dem Gehirn den automatischen Vergleich neuer Eindrücke mit zurückliegenden ähnlichen Erfahrungen ermöglicht. Wenn die Vergleichswerte Bedrohung signalisieren, schlägt der Mandelkern nicht gleich Großalarm, aber er schaltet auf erhöhte Aufmerksamkeit. Weil diese Vorgänge unbewusst ablaufen, kann das Gefühl der Angst sich ohne ersichtlichen Grund einstellen. Es ist dann interpretationsbedürftig. Bewusste Erinnerungen aus dem Langzeitgedächtnis bieten sich dazu an, aber diese Kombinationen müssen nicht richtig sein.

Die Angst stieg ohne erkennbaren Grund in Hans Müller auf. Sein emotionales Gedächtnis erinnerte sich auf dem Spaziergang an irgendeine ähnliche Situation, die er früher einmal als bedrohlich erlebt hatte. Weil ihm aber das Gefühl seltsam vorkam, suchte er nach einer Erklärung. Die unangenehme Erinnerung an die Auseinandersetzung mit der Tochter bot sich dazu an. Hans Müller begann nun, durch sorgenvolle und selbstabwertende Gedanken aus dem Gefühl ein »unnötiges Problem« zu machen.

Die Angst vor der Angst

»Vom Glauben an die Unfreiheit frei werden heißt frei werden«, hat Martin Buber einmal gesagt. Auf unser Thema angewandt heißt das: Vom Glauben an die Herrschaft der Angst frei werden heißt von der Angst frei werden. Wenn die Angst *vor* der Angst überwunden wird, verliert die Angst ihre Macht.

Das Problem der Vermeidung

Bei allen Angststörungen hat die betroffene Person ein Vermeidungsverhalten eingeübt. Der verständliche Versuch, der unangenehmen Erfahrung aus dem Weg zu gehen, ließ das Problem aber nur größer werden: Es entstand eine Angst *vor* der Angst. Unter Panik Leidende leben in der ständigen Furcht vor dem neuen Anfall, die sich selbst schon zur Panikattacke steigern kann. Phobiker weichen den Gegenständen ihrer Angst aus. Das führt zu dem Bedürfnis nach immer besserer Absicherung und dadurch zu wachsender Einschränkung der Bewegungsfreiheit. Dasselbe gilt für die Zwangsstörungen, bei denen ebenfalls die Angst herrscht, eine bestimmte Absicherung versäumen zu können.

Frau Meier ist ohnehin schon ein ängstlicher

Mensch. Nun hat sie auch noch die sehr unangenehme Erfahrung gemacht, dass sie sich in einem von Menschen überfüllten Raum bei schlechter Luft sehr eingeengt fühlte und in Ohnmacht fiel. Seither bekommt sie schon beim Gedanken an eine solche Situation Angst. Sie hat begonnen, alles zu vermeiden, was sie in eine ähnliche Lage bringen könnte. Dadurch ist ihr Ängstlichkeitspegel gestiegen und damit auch die Anfälligkeit des Mandelkerns, Alarm auszulösen. Der Alltag fordert von Frau Meier, dass sie den gefürchteten Menschenansammlungen in engen Räumen nicht immer ausweichen kann. Wenn es dazu kommt, raubt ihr die Angst, wieder ohnmächtig werden zu können, schon im Vorfeld den Atem. Eine Spirale der Angst ist entstanden, und mehr und mehr wird das Problem zu einer Störung.

Die Sorge und der Mythos Sicherheit

Der Therapeut deutet auf den Anhänger an seinem Halskettchen und sagt zu seiner zwanghaft sorgenvollen Klientin: »Das hier ist ein magisches Amulett mit großer Kraft. Es bewirkt, dass keine Tiger in die Nähe kommen.« »Wieso Tiger? Frei laufende Tiger gibt es doch bei uns überhaupt nicht.« »Sehen Sie«, antwortet der Therapeut bedeutungsvoll, »so gut wirkt das Amulett.«

Die Sorge im Zentrum der Angst

Daniel Goleman, Autor des Psychologie-Bestsellers »Emotionale Intelligenz« hält die Besorgtheit für den »Kern aller Angst«. Sorge kann geradezu magische Züge annehmen: Wie ein Amulett soll sie Sicherheit vor drohenden Gefahren garantieren. Im Englischen heißt »sich sorgen« *to worry*. Das Wort bezeichnet ursprünglich eine Lieblingsbeschäftigung der Hunde, nämlich »an etwas herum nagen« oder »auf etwas herum kauen«. Hunde können viele Stunden damit verbringen, hochkonzentriert einen blanken Knochen zu bearbeiten, der viel zu hart dafür ist, um noch etwas abzubeißen. Ähnlich ist es mit dem sorgenvollen Grübeln: Es ist ein problematisches Denken, weil es einfach nicht mehr weiter bringt.

Der Zweck des Grübelns

Unser Verhalten ist aber in aller Regel zielgerichtet, und darum verfolgen wir wahrscheinlich auch mit dem Grübeln einen Zweck. Verhaltenswissenschaftler vermuten, dass er darin besteht, sich nicht wirklich mit dem Problem auseinandersetzen zu müssen. Wer grübelt, vermeidet es buchstäblich, den Tatsachen ins Auge zu sehen. Man hat festgestellt, dass Sorgen ganz überwiegend nur aus Gedanken bestehen, mit denen keine bildlichen Vorstellungen verknüpft sind. Die lähmende Macht des Sorgengedankens soll das beängstigende Szenario, das sich in der Fantasie aufgebaut hat, bannen – so wie man eine Plane daran hindern kann, vom Wind davongetragen zu werden, wenn man schwere Steine auf sie legt. So können Sorgen geradezu magischen Beschwörungen gleichen: »So lange ich Sorgengedanken hege«, behauptet dann eine irrige Annahme im Hintergrund, »wird das befürchtete Unheil nicht eintreten.«

Vom Sinn der Sorge

Es gibt viele Gemeinsamkeiten von Sorge und Angst. Auch für die Sorge gilt, dass sie nicht grundsätzlich schadet. Sie kann sogar sehr wichtig sein. Sie zeigt an, das etwas nicht in Ordnung ist, und beschäftigt sich intensiv damit, wie dem befürchteten Ereignis begegnet werden kann. Aber wie für die Angst gilt auch für die Sorge: Die Frage ist, ob sie uns dient oder ob sie uns beherrscht.

Völlige Sorglosigkeit kann so wenig ein vernünftiges Ziel sein wie völlige Angstfreiheit. Übertriebene Sorglosigkeit wird vielmehr zur gefährlichen Leichtfertigkeit: Unzählige Unfälle, Beziehungstragödien, finanzielle Abstürze, berufliche und sportliche Niederlagen etc. folgen daraus.

Allzu große Sicherheit kann der Konzentration schaden. Künstler bringen die höchsten Leistungen, wenn ein gesundes Maß Sorge, ob alles gut gehen wird, sie in die Spannung versetzt, die man »Lampenfieber« nennt. Wenn dieses Maß Sorge aber zu groß wird, leidet die Konzentration auch wieder, und die Leistung lässt nach. Häufig dient die Sorge nicht, sondern sie wird zur Tyrannin, weil sie außer Kontrolle geraten ist. Dann kann sie geradezu zwanghaft werden. Das geschieht vor allem bei Menschen, die emotional überdurchschnittlich leicht erregbar sind, allzu schnell die Schuld für Probleme bei sich selbst suchen, zum Grübeln neigen und das, was sie bedrückt, lieber für sich selbst behalten.

Die Sorge will vorbeugen

Die Sorge versucht, die Gefahr abzuwehren, indem sie »vorbeugend« so tut, als wäre sie schon eingetreten. Aber oft beschwört sie die Gefahr dadurch gerade erst herauf. Sich selbst erfüllende Prophezeiungen entstehen. Angenommen, der Verkehrsminister würde aus der Sorge heraus, dass sich die Autofahrer immer weniger an die Regeln halten, beschließen, um jeden Preis Ordnungswidrigkeiten und Gesetzesüberschreitungen von Autofahrern zu verhindern. Das würde zum einen sehr viel Stress für die Administration bedeuten: Die Überwachungssysteme müssten perfektioniert funktionieren, und der Schilderwald dürfte keine Lücken mehr aufweisen. Die Polizisten hätten keine Pause mehr. Zum anderen wäre die Folge, dass fast alle Autofahrer zu Verkehrssündern würden. Bald könnte die Statistik »beweisen«, dass der Verkehrsminister mit seiner Prognose leider Recht hatte und dass die Gegenmaßnahmen zu spät ergriffen wurden. Ein nächster Schritt auf dem Weg zu scheinbar größerer Sicherheit wäre dann vermutlich die Verschärfung der Strafen.

Der Nocebo-Effekt

In Medizin und Psychotherapie spielt der Glaube daran, dass eine Behandlung und ein Medikament tatsächlich helfen, eine wichtige

Rolle. Der »Placebo-Effekt« ist eine grundsätzlich positiv zu bewertende Wirkung dieses Glaubens. Positive Erwartungen können beträchtlich dazu beitragen, dass sich das Erwünschte auch wirklich leichter einstellt. Das Umgekehrte gilt aber ebenso: Es gibt auch den »Nocebo-Effekt« (von lat. *nocere* = schaden), nämlich die hoch wirksame Kraft des Glaubens, dass eine befürchtete Bedrohung eintreffen wird.

Welche Angststörungen gibt es?

Angst spielt bei vielen psychischen Leiden eine wesentliche Rolle. Bei den Angststörungen im engeren Sinn werden folgende Hauptbereiche unterschieden:

Phobische Störungen	Spezifische Phobie (Akrophobie, Klaustrophobie, Tierphobien u. a.)
	Soziale Phobie
	Agoraphobie
Hypochondrie	
Angstzustände	Panikstörung

	Generalisierte Angststörung
	Gemischte Angststörung
Zwangsstörungen	
Posttraumatische Belastungsstörungen	

Phobische Störungen

Nichts weiter als ein Schreckgespenst

Mulan, die Hauptperson im gleichnamigen Zeichentrickfilm von Walt Disney, erschrickt gewaltig, als sie das erste Mal dem Drachen Mushu begegnet: Da hört sie nur seine Respekt einflößende Stimme und sieht seinen riesigen Schatten. Schnell stellt sich aber heraus, dass Mushu nur angegeben hat. In Wirklichkeit ist er ein harmloser Minidrache, vor dem kein Mensch Angst haben müsste. Aber er hatte sich versteckt und so günstig ins Licht gestellt, dass sein Schatten ihn wie ein mächtiges Ungeheuer aussehen ließ.

Phobos war in der griechischen Mythologie ein Gott, der nie selbst in Erscheinung trat, aber dennoch große Wirkung haben konnte. Die Soldaten ließen ihn auf ihre Rüstungen malen, um dadurch ihre Gegner einzuschüchtern. *Phobos* ist das, was wir als ein »Schreckgespenst« bezeichnen.

Ein erkennbarer Gegenstand der Angst

Der Begriff *phobos* meint vor allem die Furcht vor etwas Bestimmtem. Dies ist das wesentliche Merkmal der Phobie in der Abgrenzung zu anderen Angststörungen: Es gibt etwas klar Benennbares, wovor der Betroffene Angst hat. Eine phobische Störung wird diagnostiziert, wenn die Angst durch einen erkennbaren Gegenstand hervorgerufen wird, der sich nicht in der betroffenen Person selbst befindet. Phobien stehen in der Häufigkeitsskala der Angststörungen an erster Stelle.

Spezifische Phobie

Es gibt prinzipiell so viele mögliche Varianten spezifischer Phobien, wie es Gegenstände der Angst für einen Menschen geben kann. Einige Hauptformen seien genannt:

Akrophobie	Höhenangst, d. h. Angst vor dem Sog des Abgrunds
Aquaphobie	Angst vor Wasser
Arachnophobie	Angst vor Spinnen
Astraphobie	Angst vor Blitzen

Iatrophobie	Angst vor dem Arzt
Klaustrophobie	Angst vor dem Eingeschlossensein, z. B. im Fahrstuhl
Zoophobie	Angst vor (bestimmten) Tieren

Soziale Phobie

Nicht die Menge der Menschen ist das Thema der sozialen Phobie, sondern die Befürchtung, kritisch beobachtet zu werden. Oft steigert sich diese Angst bis zur Panik. Vier mögliche Schwerpunkte der sozialen Phobie wurden festgestellt:

Schwerpunkte sozialer Phobien

- ▷ Fehlschlagangst (Angst vor Versagen bei Leistungsanforderung und Normerfüllung),
- ▷ Kontaktangst,
- ▷ Angst, etwas zu fordern,
- ▷ Angst, nein zu sagen.

Die soziale Phobie hat in der Regel einen lebensgeschichtlichen Hintergrund. Die Person leidet unter geringem Selbstwertgefühl. Sie erlebt sich als schüchtern und gehemmt. Der Übergang zur »selbstunsicher-vermeidenden Persönlichkeitsstörung«, deren Symptome starke Angst vor Ablehnung und Kritik sowie ein sehr negatives

Selbstbild sind, ist fließend. Schüchterne Menschen fühlen sich oft so, als sei ihnen »die Kehle zugeschnürt«. Sie haben dann Schwierigkeiten, überhaupt Worte hervorzubringen. Das liegt wahrscheinlich auch an einer neuronalen Schaltung, die vom Mandelkern beeinflusst wird.

Agoraphobie

Eine Vielzahl von Erscheinungsformen

Agora ist das griechische Wort für »(Markt-) Platz«. Umgangssprachlich bekannter ist die »Platzangst«. Der Begriff, der früher nur für die Angst vor weiten Plätzen gebraucht wurde, beschreibt eigentlich nicht mehr genau das Problem. Heutzutage werden unter »Agoraphobie« eine Vielzahl von Erscheinungsformen der Phobie im Zusammenhang mit offenen oder geschlossenen Räumen und Menschenansammlungen zusammengefasst. Entsprechend vielfältig ist das Vermeidungsverhalten: Agoraphobiker gehen zum Beispiel dem Autofahren, der Benutzung öffentlicher Verkehrsmittel, Fahrstühlen, Warteschlangen, Kaufhäusern, Kinos, Gaststätten, aber auch dem Alleinsein aus dem Weg. Eine neuere Bezeichnung für dieses Phänomen ist deswegen »multiple Situationsphobie«.

Die Hauptbefürchtung der Betroffenen ist in der Regel, nicht fliehen zu können. Sowohl Einengung als auch ein fehlender Zufluchtsort bei großen, freien Flächen schränken die Fluchtmöglichkeiten ein.

Die Agoraphobie hat drei Hauptthemen:

Hauptthemen der Agoraphobie

- ▷ Angst, allein gelassen zu werden,
- ▷ Angst vor Einengung,
- ▷ Angst vor Kontrollverlust.

Oft befürchten Agoraphobiker, eine schlimme Krankheit zu haben: dass zum Beispiel mit ihrem Herz etwas nicht in Ordnung sei und sie darum in der Öffentlichkeit einen Herzanfall erleiden könnten.

Hinter der Agoraphobie steht häufig die prägende Kindheitserfahrung, sowohl eingeengt als auch im Stich gelassen worden zu sein. Trotzdem tritt diese Störung – im Gegensatz zu den sonstigen Phobien, die meist in der Kindheit oder Jugend einsetzen – erst im Alter zwischen 20 und 35 Jahren auf und beginnt normalerweise plötzlich mit einer Angstattacke in der Öffentlichkeit.

Der Verlauf von Agoraphobien ist langfristig ungünstig, wenn sie nicht behandelt werden: Sie heilen selten von selbst. Oft sind Folgeprobleme wie Alkoholmissbrauch anzutreffen.

Hypochondrie

Diese Störung, die nicht mit »Simulieren« verwechselt werden darf, wird nicht zu den Phobien gerechnet, weil diese als Furcht vor einer außen gelegenen Gefahr definiert sind. Die Hypochondrie richtet sich aber auf Bedrohungen *in* der eigenen Person. Sie wird den somatoformen Störungen zugerechnet.

Nach innen gerichtete Aufmerksamkeit

Unter Hypochondrie versteht man die große Sorge, eine oder mehrere ernste Krankheiten haben zu können, der kein ärztlicher Befund entspricht. Die Person richtet ihre Aufmerksamkeit stark auf die Vorgänge des Körpers, deutet irgendwie Verdächtiges als ernste Bedrohung und lässt sich nicht vom Gegenteil überzeugen.

Angstzustände

Panikstörungen

Die Angst »aus heiterem Himmel«

Um welche Angst es sich auch handeln mag: Wenn sie extrem wird, dann entwickelt sie sich zur Panik. Darum ist es nur begrenzt berechtigt, Angstattacken als eigenständiges Störungsbild einzuordnen. Sinnvoll ist das allerdings dann, wenn »wie aus heiterem Himmel« plötzliche und unvorhergesehene Angstanfälle auftreten und die Angst dabei sehr intensiv erlebt wird.

Auch die Panik hat ihren Namen aus der griechischen Mythologie: Der Hirtengott Pan erregte schon bei seiner Geburt Panik, denn er war so hässlich, dass seine Mutter die Flucht ergriff, als sie ihn sah. Zu seinen Spezialitäten gehörte es, Menschen und Herden in Angst und Schrecken zu versetzen. Im Folgenden einige Hauptsymptome von Panikattacken:

Haupt-symptome von Panik-attacken

starke körperliche Phänomene	veränderter Herzschlag, Schwindel, Benommenheit, Atembeschwerden, Übelkeit, Zittern usw.; der Betroffene fühlt sich sehr unangenehm und bedroht, obwohl keine reale Gefahr besteht
Angst vor Kontrollverlust	Befürchtung, »auszurasten« und verrückt zu werden
Angst vor der Katastrophe	Befürchtung, einen Herzinfarkt zu bekommen, zu sterben, sich unendlich zu blamieren usw.
Entfremdungserleben	die eigene Person und die Umwelt werden als etwas Fremdes wahrgenommen
nach innen gerichtete Aufmerksamkeit	ängstliche Achtsamkeit auf bedrohliche Körpersignale wie Veränderungen des Herzschlags usw.

Ein Teufelskreis der Angst

Eine Panikattacke dauert ungefähr 20 bis 30 Minuten. Wesentlicher Auslöser ist die Angst vor der Angst: Insbesondere körperliche Symptome wie Herzklopfen und Atemnot (etwa durch Treppensteigen) werden als Anzeichen eines bevorstehenden neuen Anfalls gedeutet. Durch die Angst davor verstärken sich die körperlichen Symptome, bis sie sich mit der steigenden Angst zu einer tatsächlichen neuen Attacke aufgeschaukelt haben.

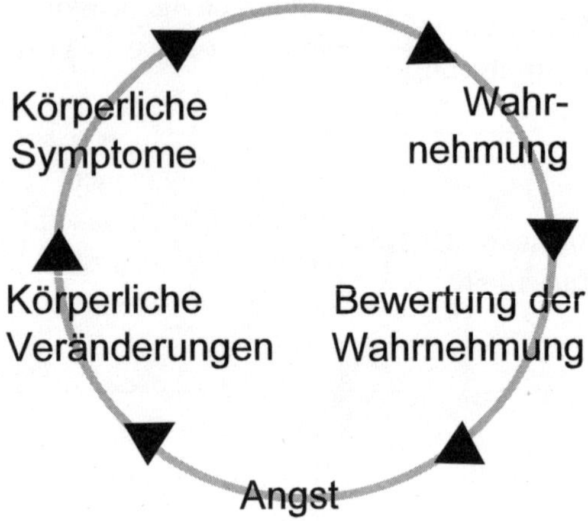

Generalisierte Angststörung

Furcht, die sich ausgebreitet hat

Eine generalisierte Angststörung wird diagnostiziert, wenn jemand über mehrere Wochen hinweg unter einer starken Angst leidet, die nicht an bestimmte Situationen gebunden ist. Die generalisierte Angststörung kann durch lang anhaltende Belastungen entstehen.

Es ist eben nicht nur so, dass die Furcht aus der Angst hervorgeht. Es kann auch umgekehrt ablaufen: Oft entsteht eine große Angst aus einer kleinen Furcht. Furcht ist wie Feuer: Sie hat die starke Neigung, sich immer weiter auszubreiten, wenn sie nur Nahrung findet. Furcht kann den ganzen Menschen entzünden. Dann hat sie auch keinen Gegenstand mehr: Sie ist zur namenlosen Angst geworden. Sie hat sich generalisiert.

Zwangsstörungen

Zwangsgedanken und Zwangshandlungen

Angst bildet auch den Hintergrund des Zwangs. Die Dynamik des Zwangs liegt wie bei der Angststörung in der Vermeidung. Der Zwang kann aber so dominieren, dass die Angst vom Betroffenen gar nicht mehr richtig wahrgenommen wird.

Zwangsstörungen haben die beiden Schwerpunkte der Zwangsgedanken und der Zwangshandlungen, die unterschiedlich gewichtet oder gemischt auftreten können. Gedanken und Handlungen kommen wie von selbst, die betroffene Person leidet normalerweise darunter und würde sie gern los sein, schafft es aber nicht. Die Inhalte der Zwangsgedanken sind meist Obszönitäten, Gewalttätigkeiten oder einfach Unsinnigkeiten.

Eine quälende Ambivalenz

Zwangshandlungen dienen der »Vorbeugung gegen ein objektiv unwahrscheinliches Ereignis«, so die offizielle Definition. Der Zwangsgestörte erlebt sie in der quälenden Ambivalenz, einerseits um ihre Unsinnigkeit zu wissen und andererseits jeden Zweifel ausschließen zu müssen, ob nicht vielleicht doch eine reale Gefahr durch sie abgewehrt wird.

Häufig liegt eine Veranlagung zur Zwanghaftigkeit vor. Darum beginnen solche Störungen auch häufig schon in jungen Jahren. Wie sie zustande kommen, ist aber insgesamt ein komplexes und eher undurchsichtiges Feld.

Posttraumatische Belastungsstörungen

Wenn ein Mensch eine schreckliche Erfahrung gemacht hat, die wahrscheinlich jeden anderen auch außerordentlich belasten würde, und wenn dann nach einigen Wochen oder Monaten wiederholt sehr beängstigende Erinnerungen und Albträume auftreten, liegt eine posttraumatische Belastungsstörung (PTB) vor. Zu ihren Symptomen gehören auch deutlich gesteigerte Schreckhaftigkeit und Schlafstörungen.

Ein überreiztes Zwischenhirn

Man hat entdeckt, dass chronisch an PTB Leidende einen geschrumpften Hippocampus besitzen. Der Hippocampus vergleicht, wie oben bereits angemerkt, die vom Mandelkern aufgenommenen Reize mit bereits gespeicherten Erfahrungswerten und stellt somit fest, ob ein Alarm sinnvoll ist oder nicht. Gleichzeitig ist der Mandelkern bei posttraumatisch gestörten Menschen übersensibilisiert. Daraus entsteht die hohe Schreckhaftigkeit. Was die Traumaerfahrung angeht, ist das emotionale Gedächtnis »hellwach«.

Lebenslange Narben

Weil sie sich tief im emotionalen Gedächtnis festsetzen, können traumatische Erfahrung zur lebenslangen Narbe werden, die immer wieder neu zu schmerzen beginnt. Wenn sie durch Psychotherapie auch vielleicht nicht beseitigt wird, so kann durch den Einfluss hilfreicher Gedanken jedoch der Impuls, sich von den schlimmen Erinnerungen in Panik versetzen zu lassen, wesentlich gemildert werden. Einer Behandlung werden darum grundsätzlich gute Chancen eingeräumt.

Wie verbreitet sind Angststörungen?

Das Ausmaß seelischer Störungen

Durch eine ausgedehnte deutschlandweite Untersuchung (Bundesgesundheitssurvey) wurde das Ausmaß seelischer Störungen bei Personen im erwerbsfähigen Alter zwischen 18 und 64 Jahren (ca. 50 Mio., Gesamtbevölkerung 82 Mio.) am Ende der 90er Jahre festgestellt:

- 32 Prozent litten im Zeitraum von 12 Monaten unter mindestens einer psychischen Störung. Das sind über 15 Millionen Bundesbürger. Die Hälfte davon hätte dringend behandelt werden müssen.

- 14,5 Prozent (7 Mio.) hatten Angststörungen, 11,5 Prozent (5,6 Mio.) affektive Störungen (meist Depression), 11 Prozent (5,4 Mio.) litten unter somatoformen Störungen[2], 6,8 Prozent (3,3 Mio.) an einer Suchterkrankung.

Mindestens jeder zehnte Deutsche ist angstgestört

Die Krankenkassen haben in den letzten Jahren einen enormen Anstieg der Diagnosen psychischer Störungen in der ärztlichen Behandlung festgestellt. Von 1997 auf 2001 erhöhten sich die Krankenmeldungen in diesem Bereich um 51 Prozent.

Wenn Kinder und Senioren hinzugerechnet würden, wäre die Zahl noch wesentlich höher. Angststörungen scheinen allerdings bei Senioren seltener aufzutreten als bei Personen mittleren und jüngeren Alters. Der Charakter der Angst im Alter kann sich aber auch verändern, sodass die üblichen diagnostischen Kriterien nicht mehr richtig greifen. Viele alte Menschen »ertränken« ihre Ängste zudem im Alkohol oder betäuben sie durch Tabletten. Die Gesamtzahl der Menschen in Deutschland, die jedes Jahr von einer Angststörung betroffen sind, scheint bei mindestens zehn Prozent zu liegen.

[2] Seelisch bedingte Körperreaktionen: Typisch ist hier, dass Patienten beharrlich deswegen Ärzte konsultieren, diese aber nichts finden können.

Eine Angststörung kommt selten allein ...

Wenn Angststörungen übersehen werden

Grundsätzlich gilt: Wenn die Seele gestört ist, spielt die Angst dabei eine bedeutende Rolle. Weil die Angst immer »irgendwie dazu gehört«, wird sie oft nicht genügend ernst genommen; die Aufmerksamkeit von Betroffenen und Helfern ist auf andere Phänomene und Symptome gerichtet. So kann es geschehen, dass auch behandlungsbedürftige Angststörungen übersehen werden. Wenn die Angst aber eine eigenständige Störung unter anderen bildet, funktioniert sie wie ein unabgedichtetes Leck: Während der Schiffsrumpf an der einen Stelle repariert wird, strömt durch das Leck der Angst neue Überlastung ein. Dann zieht die unbehandelte Angststörung wieder andere Störungen wie Depression oder Alkohol- und Medikamentenabhängigkeit nach sich. Das Schiff geht trotz der Reparaturarbeiten unter. Erschwert wird die Abdichtung des »Angstlecks« noch dadurch, dass Angststörungen oft nicht leicht erkennbar sind und darum auch vielfach falsch diagnostiziert werden.

Ängste infizieren die Seele

Wenn die Angst erst einmal durch eine Störung ihren Brückenkopf errichtet hat, tendiert sie dazu, sich auszubreiten und andere Bereiche der Seele zu infizieren. Der erhöhte Stresspegel und die Angst vor der Angst rufen weitere Angststörungen hervor. So leiden zum Beispiel mehr als die Hälfte der Personen mit einer Panikstörung als Folge auch an einer Agoraphobie. Solche Überlagerungen verschiedener Störungen werden »Komorbidität« genannt. Wenn Überlagerungen das Störungsbild beherrschen, kann auch eine »gemischte Angststörung« diagnostiziert werden.

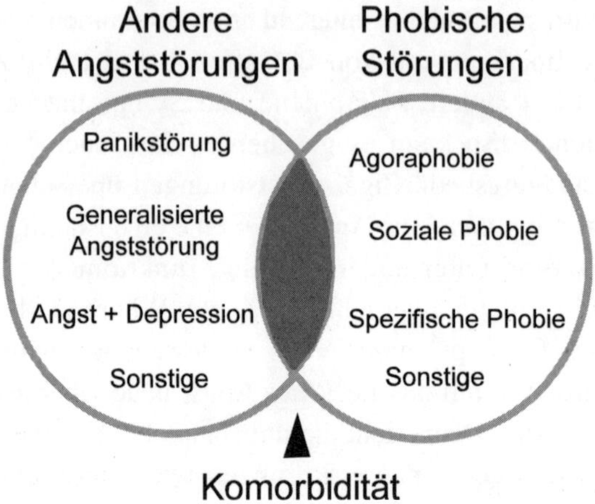

Nach Boerner, R.J., et al., *Die Panikstörung: Diagnose und Behandlung* (Schattauer: Stuttgart, New York, 1997), S. 24

Angst und Depression

Die Sorge als gemeinsamer Nenner

Depressionen und Ängste ergänzen sich, rufen sich gegenseitig hervor und vermischen sich. Viele Depressionen sind die Folge der Resignation vor einer übermächtigen Angst. Viele Ängste sind wiederum die Folge der Sinn- und Hoffungslosigkeit deprimierter Menschen. Depression ist wie Angst ein sehr häufiges Phänomen vieler Störungen. Es liegt auf der Hand, dass besonders dort Depression als Folgeerscheinung von Ängsten auftritt, wo diese zu einem starken Gefühl der Hilflosigkeit führen. Mitunter kann die Depression dann schließlich sogar die ursprünglichen Ängste überdecken. Depressive und ängstliche Typen weisen überdies in mancher Hinsicht dieselben Persönlichkeitsmerkmale auf: Beide lassen sich leichter als andere von Sorge bestimmen.

Angst kommt vor der Depression

Ein Unterschied zwischen Angst und Depression besteht darin, dass zwar Angststörungen ohne Depression auftreten, dass es aber keine Depression ohne den Faktor Angst gibt. Darum sehen die Experten die Angst als das ursprünglichere Phänomen an. Ein weiterer Unterschied ist die globale Hoffnungslosigkeit des Depressiven. Angst ist dagegen ein Hinweis, dass noch ein Ausweg gesucht wird. Die Angst hat immer noch etwas Aktivierendes, aber die Depression deaktiviert. Es ist, als wäre eine Sicherheitstür ins Schloss gefallen. Wenn sich dann der Impuls der Angst wieder regt, kann sie dem Depressiven nicht mehr zur Kraft der Befreiung werden. Er droht zu verzweifeln.

Selbsthilfe und Behandlung

Es geht bei einer Behandlung von Angststörungen grundsätzlich darum, die Angst dazu zu bringen, vom Tyrannenpodest herunterzusteigen und uns stattdessen zu dienen.

Grundprinzipien der Angstbewältigung

1. Erfahren, dass die Angst nichts tut

Der Löwe in unserem tibetanischen Märchen begegnet der Angst und überwindet sie, indem er nach ihrem Gegenstand sucht, um ihn sich genau anzuschauen. Die flüchtenden Tiere hingegen glauben zwar, durch das Davonlaufen der Angst zu entkommen. In Wirklichkeit wird sie aber immer größer.

Angst tut nur so, als sei sie gefährlich

Eigentlich müsste niemand Angst vor der Angst haben. Sie ist zwar unangenehm, aber für sich genommen harmlos:

- Die körperlichen Symptome wie erhöhter Puls, Zittern, Schweißausbruch usw. sind unschädlich und treten ähnlich auch bei anderen Gefühlen der Erregung auf, die zum Teil sogar als sehr schön empfunden werden.
- Normalerweise wird Angst nicht nur durch

äußere Situationen ausgelöst und aufrechterhalten, sondern ist auch von ihnen abhängig. Das bedeutet: Wenn sich die Situation verändert, verschwindet die Angst ebenfalls. Dadurch wird die Angst auch zeitlich begrenzt.

- Überwiegend ist ein Mensch auch noch unter starker Angst fähig, einigermaßen sinnvoll zu handeln.
- Meist gibt es irgendeinen guten und vernünftigen Weg, um sich vor der Bedrohung zu schützen. Das völlige Ausgeliefertsein besteht oft nur in der Fantasie.

Wer der Angst ins Auge sieht und nicht vor ihr ausweicht, macht die Erfahrung, dass sie ihm nicht schadet. Die Angst an sich ist zwar ein unangenehmes Gefühl, aber sie hält nicht lange an. Oft nimmt sie Katastrophen vorweg, die nie eintreten würden.

Ein originelles Bewältigungstraining

Albert R. Ellis, einer der Väter der Kognitiven Therapie, begegnete als junger Mann seiner Angst vor öffentlichem Reden, indem er sich selbst dazu zwang. Durch den Erfolg beflügelt, beschloss er, diese Methode auch auf seine große Angst vor Kontakten mit Frauen anzuwenden. Ellis entschied sich, den gewohnten täglichen Spaziergang in einer Grünlanlage in sein individuelles Training zu verwandeln: »Also beauftragte ich mich, mit jeder jungen Frau zu sprechen, die allein auf einer Parkbank saß. Ohne Ausnahme!« Trotz seines außerordentlich ängstlichen und unsicheren Gefühls habe er auf diese Weise mit mehr als hundert Frauen innerhalb eines Monats eine Unterhaltung begonnen. Es sei zwar nur zu einer einzigen Verabredung gekommen, »aber ich überwand meine Furcht, fremden Frauen zu begegnen, völlig. Denn indem ich so oft abgewiesen wurde, erkannte ich, dass nichts Schreckliches passierte, kein Beschimpfen, kein Davonlaufen und Schreien, kein Zuhilferufen eines Polizisten!« Nicht jeder muss sich mit seinen Ängsten auf solch originelle und resolute Weise auseinander setzen. Aber das Beispiel gibt die Richtung an.

Sich bewusst von der Angst abwenden

Es ist ein großer Unterschied, ob man Angst vermeidet oder sich bewusst und entschlossen von der Angst abwendet. Vermeidung ist von der Angst bestimmt und verstärkt sie. Wenn wir aber wissen, dass die Angst uns nichts tun kann, dass sie situationsabhängig ist und auch von selbst wieder vergeht, wenn wir ihr standhalten, können wir es uns auch erlauben, gar nicht erst auf sie einzugehen. Wir können uns etwa durch ein beherztes »Stopp«, das wir uns selbst sagen, kurzfristig von den Angstgedanken lösen. Dann konzentrieren wir uns sofort auf einen anderen Gegenstand, der für uns so angenehm ist, dass uns der Wechsel relativ leicht fällt.

2. *Überlegen, wie wahrscheinlich eine Katastrophe ist*

Die Unlogik der Angstgedanken

Je größer die Angst, desto stärker ist die Befürchtung, dass eine Katastrophe eintreten wird. Dass es Angstgedanken jedoch oft sehr an Logik mangelt, hat Heinz Erhardt mit einem kleinen Gedicht zum Ausdruck gebracht:

An einen Nichtschwimmer

Du kannst nicht schwimmen?
Ah, deshalb kriegen dich
nicht Baldrian, nicht Kampfer
auf einen Dampfer!
Doch neulich hast du
ein Flugzeug bestiegen!
Kannst du denn fliegen?[3]

Diese humorvollen Zeilen entlarven die Unsinnigkeit vieler Phobien. Ein wesentlicher Schritt der Bewältigung liegt darin, das Unlogische zu erkennen und dann beständig diese Erkenntnis gegen die aufkommenden Angstgedanken ins Feld zu führen.

Frau Huber hat schreckliche Flugangst. Aus geschäftlichen Gründen bleibt ihr aber gar nichts anderes übrig, als immer wieder ein Flugzeug zu besteigen. Darum entschließt sie sich eines Ta-

[3] Heinz Erhardt, *Das große Heinz Erhardt Buch,* 19. Aufl. (Goldmann, 1989), S. 207.

ges zu einer Therapie. Zuerst wird ein Wort-Assoziations-Test mit ihr durchgeführt. Ihr werden verschiedene Begriffe aus der Welt des Flugzeugs genannt, und sie muss spontan das erste Wort nennen, das ihr jeweils dazu einfällt. Es zeigt sich, dass ihre Fantasie voller Katastrophen ist, wenn sie an Flugzeuge denkt. Bei Landung fällt ihr »Feuer« ein, bei »Start« »Absturz«, bei Stewardess »Tod« usw. Nun geht der Therapeut dazu über, mit ihr den Realitätsgehalt dieser Vorstellungen zu prüfen. Sie erkennt »rein logisch«, dass die Wahrscheinlichkeit eines Flugzeugabsturzes vergleichsweise sehr gering ist. Sich übermäßig dadurch ängstigen zu lassen, macht keinen Sinn. Diese Einsicht erleichtert es ihr, sich nun auf die angenehmen Seiten des Fliegens zu konzentrieren und diese, verbunden mit eingeübter Entspannung, in ihrer Fantasie zu verankern.

Meist tritt das Befürchtete nicht ein

Unnötiges Katastrophisieren ist auch sehr oft der Grund sozialer Ängste. Wir trafen uns bei einer Freundin zum Hauskreis. Sie hatte einen Kuchen gebacken. Irgendetwas stimmte nicht an der Teigmischung, und darum zerfiel das Werk, als sie es aus der Backröhre holte. Einem sozial ängstlichen Menschen können solche Fehler ungeheuer peinlich sein, weil er die schlimmsten Reaktionen der anderen befürchtet. In den meisten Fällen werden sie nicht eintreten. Niemand von uns hat der Freundin einen Vorwurf gemacht. Jeder erkannte den guten Willen. Wir ärgerten uns nicht über sie, sondern sie tat uns ein wenig Leid, und wir machten ihr Komplimente, weil die Krümelmasse immer noch gut schmeckte. Es ist normal, dass vernünftige Menschen auf diese Weise reagieren, wenn anderen ein Missgeschick passiert. Oft stärken Schwächen und Verlegenheiten sogar die Sympathie für den anderen.

Wie wahrscheinlich ist die Katastrophe?

Für Menschen mit sozialer Phobie ist es hilfreich, sich Rückmeldungen zu erbitten. Sie werden erkennen, dass viele ihrer Befürchtungen unbegründet sind und sie ganz anders wahrgenommen werden, als sie meinen. Überhaupt ist es empfehlenswert, sich über den Gegenstand der Angst gut zu informieren. Dadurch lässt sich die tatsächliche Wahrscheinlichkeit eines katastrophalen Ausgangs einschätzen, und die Irrationalität vieler Angstgedanken wird offensichtlich.

3. Die Angst annehmen und neu bewerten

Wer die Angst versteckt, bewältigt sie nicht

Viele schämen sich ihrer Angst und verbergen sie deshalb. Das ist sicher ein Grund dafür, dass statistisch gesehen wesentlich mehr Frauen als Männer Angstprobleme haben und sich deswegen behandeln lassen. Männer suchen eher nach anderen Begriffen und Erklärungen. Sie wollen doch nicht als Angsthasen gelten! Wer aber die Angst verbirgt, kann nicht so leicht damit fertig werden wie jemand, der dieses Gefühl akzeptiert und lernt, darüber zu sprechen. Da die

Angst wie alle Gefühle sehr sinnvoll sein kann, muss sie nicht gleich abgewiesen werden, wenn sie erscheint. Sie darf zu uns gehören. Darum dürfen wir ihr auch gestatten, ihren Platz in unserem Innenleben einzunehmen. Allerdings nur, um uns zu dienen! Wer die Angst akzeptiert, braucht sich nicht mehr vor ihr zu fürchten. Aber wenn wir sie wegdrängen, obwohl sie uns eigentlich immer weiter zusetzt, verstärkt sie sich.

Die Vermeidung überwinden

Da aus der Angst erst durch die Vermeidung ein größeres praktisches Lebensproblem wird, ist es sinnvoll, den Ansatz zur Bewältigung darin zu suchen, eben dieses Vermeiden zu überwinden. Vermeidung geschieht aufgrund einer Bewertung: Eine Phobie kann z. B. dadurch entstehen, dass einer betroffenen Person einmal beim Betreten eines stark besuchten Kaufhauses leicht schwindlig geworden ist. Nun schwebt ihr die Möglichkeit, mitten in der Menschenmenge ohnmächtig zu werden, als schreckliches Katastrophenbild vor. Ihr Vermeidungsverhalten wird aber hinfällig, wenn sie ihre Bewertung verändert. Zum Beispiel könnte der Betroffene sich vornehmen, die Ohnmacht nicht zu verhindern, sondern sich mit aller Kraft darum zu bemühen! Es wird ihm nicht gelingen, denn kaum jemand kann sich selbst durch Willensanstrengung zur Ohnmacht bringen. Er wird aber auch dem Druck des Vermeidens nicht mehr erliegen müssen, weil er die Ohnmacht nicht mehr als Katastrophe bewertet.

Auch der Glaube hilft, die Angst umzubewerten: Die Bibel erlaubt es uns, Angst als Erfahrung des Bedrückt- und Bedrängtwerdens zu verstehen, die uns innerlich stark werden lässt, indem sich die Kraft des Gottvertrauens in uns bewährt (Römer 5,1–5). Entsprechend ermutigt uns die Bibel, solche Erfahrungen sogar mit Freude als Herausforderung des Glaubens anzunehmen (Jakobus 1,2–4). Im Umgang mit der Angst können dann biblische Aussagen, die an diesen Zusammenhang erinnern, als Selbstinstruktionen Verwendung finden. Diese Umbewertung stärkt nicht nur die Hoffnung, sondern lenkt auch sinnvoll vom Gegenstand der Angst ab.

Angst, damit der Glaube wächst

4. Stress reduzieren

Stress ist ein Hauptverursacher von Angststörungen, und Angst erzeugt selbst Stress. Darum ist auch konzentrierte Entspannung eines der besten Mittel dagegen. Wer Probleme hat, sich zu entspannen, tut gut daran, ein Verfahren wie zum Beispiel die *Progressive Muskelentspannung* zu erlernen, nicht zuletzt zur Vorbeugung gegen stressbedingte Störungen. Mit etwas Übung kann man sich so etwas gut aneignen.

Entspannen lernen

Angst wird als Druck erfahren. Vermeidung heißt, vor dem Druck auszuweichen. Das ist oft keine Lösung, weil der Druck dadurch nicht nachlässt. Er treibt den Betroffenen ständig wei-

Der Spannung Ausdruck geben

ter zur Flucht an. Anders ist es, wenn der Druck einen Ausdruck findet. Das bedrückte Herz möchte Raum zur Klage bekommen. Dafür Wege zu finden, trägt dazu bei, Angst und Sorge zu bewältigen. Vieles kann man sich zum Beispiel »von der Seele schreiben«. Eine wesentliche Rolle spielen auch das klagende und abgebende Gebet sowie Menschen, die geduldig zuhören können, ohne Vorhaltungen zu machen.

Sich körperlich betätigen

Aaron T. Beck meint: »Das beste Mittel gegen Angst ist im Allgemeinen irgendeine Art von körperlicher Tätigkeit.« Das gilt ähnlich auch für die Depression. Offensichtlich ist körperliche Aktivität eine gute Möglichkeit, psychischen Druck abzubauen.

Der Psychologe Henning Allmer hat untersucht, wie Erholung zustande kommt und welche Hindernisse dabei zu überwinden sind. Als Stolpersteine auf dem Weg zur gesunden Erholung bezeichnet er:

Stolpersteine auf dem Weg zur Erholung

- *Fehlende Wahrnehmung von Erholungssignalen:* »Übermäßige Beanspruchung wird beispielsweise geleugnet oder bagatellisiert, weil man fürchtet, als wenig belastbar zu gelten, wenn man sich Erholung leistet.« Oder man hat Sorge, aus dem Tritt zu kommen.
- *Überzogene individuelle Leistungsansprüche:* Gemeint ist hiermit zum Beispiel »die Überzeugung, Begonnenes immer erst abzuschließen, ehe man sich eine Pause gönnen darf«.

- ▷ *Fehlendes Gespür für Erholungsbedürftigkeit.*
- ▷ *Erholungsstress:* Krampfhaftes Bemühen um Erholung hier und jetzt.
- ▷ *Instant-Erholung:* Zu plötzliches Umschalten. Dadurch entsteht die Gefahr, »dass sich Arbeits- und Freizeitstress gegenseitig aufschaukeln und gravierende Gesundheitsprobleme verursachen können«.
- ▷ *Erlebnissucht.*

Die Übergänge selbst bestimmen

Erholung kommt nicht von selbst. Wir müssen uns aktiv darum bemühen. Wesentlich ist ein bewusstes und gesteuertes Umschalten von der Beanspruchung in die Erholung und wieder zurück. Drei Phasen sind nach Allmer zu durchschreiten:

- ▷ *Distanzierungsphase:* Physischen, gedanklichen und emotionalen Abstand schaffen.
- ▷ *Regenerationsphase:* Wichtig ist hierbei, die individuell günstigsten Regenerationsmethoden zu kennen und zu wissen, wovon man sich zu erholen hat. Brauche ich jetzt etwas Abregendes oder etwas Anregendes? Erholung ist auch dann nötig, wenn Monotonie eingetreten ist. Einen besonderen Erholungswert haben befriedigende soziale Beziehungen.
- ▷ *Orientierungsphase:* »Warming up« wie beim Sportler vor dem Wettkampf, statt plötzlich wieder in den Stress einzusteigen.

5. Sinn und Glauben neu entdecken

Lohnende Ziele finden

Angsttherapie ist kein Selbstzweck. In dem Maß, in dem die Angst abgebaut wird, müssen neue, positive Elemente Raum gewinnen. Sonst könnte die Angst bald an ihren alten Platz zurückfließen. Hier geht es besonders um die Frage nach dem Sinn. Wenn ich mich einer Aufgabe widmen kann, die für mich ganz real größer als die Angst wird, verliert diese an Bedeutsamkeit.

Bei Gott zur Ruhe kommen

Der Urangst vor dem Verlorensein steht das Urvertrauen letzter Geborgenheit gegenüber. Wirklich geborgen sind wir da, wo wir im Tiefsten zu Hause sind: bei Gott. Nicht die äußere Sicherheit schafft Geborgenheit, sondern das Eingehülltsein in Liebe. »Gott ist Liebe«, heißt es in der Bibel, und: »Furcht ist nicht der Liebe, sondern die völlige Liebe treibt die Furcht aus« (1. Johannes 4,16+18). Wer sich dieser Liebe anvertraut, darf ihr auch alle Sorge und Angst überlassen. Er kann ruhig sein: Sie wird fertig damit. Sie sorgt für ihn.

Mehr als 200-mal findet sich in der Bibel die Zusage »Fürchte dich nicht!« Der Glaube und seine Kraft gegen die Angst lassen sich neu entdecken, wenn Sie sich entschließen, wenigstens eine davon ganz persönlich beim Wort zu nehmen.

Fachliche Hilfe

Gravierende Versorgungsmängel

Dem erdrückenden Befund des Bundesgesundheitssurveys stehen bedrückende Mängel in der Versorgung gegenüber. Der Leiter dieser Untersuchungen über die Verbreitung der psychischen Störungen und ihre Behandlung, Hans-Ulrich Wittchen, bilanziert eine »gravierende Unterversorgung von Personen mit psychischen Erkrankungen«. Nur ein Drittel der mehr als 15 Millionen psychisch gestörten Deutschen der untersuchten Altersspanne von 18 bis 64 Jahren habe irgendeine Beratung wegen ihres Problems in Anspruch genommen. Nur zehn Prozent würden wahrscheinlich eine angemessene Therapie erhalten. Bei den Kindern und Jugendlichen erhalte nur etwa jede sechste Person irgendeine Hilfe, und davon sei nur jede fünfte Maßnahme sinnvoll. Wittchen resümmiert, »selbst bei Berücksichtigung sehr weiter Definitionen von ›Behandlung‹« müsse man feststellen, »dass die überwiegende Mehrzahl aller Betroffenen nicht versorgt werden«.

Beruhigungsmittel: Hilfe und Problem zugleich

Nach Margraf und Schneider, führenden Angst-Forschern, besteht die Behandlung von Angststörungen, sofern sie überhaupt erfolge, in 90 Prozent der Fälle zuerst einmal nur in der Verordnung von Psychopharmaka. Nur 17 Prozent dieser Behandelten würden auch psychotherapeutische Hilfe erfahren. Es gibt in der Tat gut wirksame Psychopharmaka gegen die Angst.

Um einen raschen Effekt zu erzielen, eignen sich besonders Benzodiazepine, deren Suchtpotenzial allerdings bedenklich hoch ist. Eine Liste wichtiger Benzodiazepine finden Sie im Anhang. Für eine längerfristige Wirkungsdauer werden erfolgreich Antidepressiva eingesetzt.

Verhaltenstherapeutische Methoden

Die wirksamsten psychotherapeutischen Maßnahmen gegen Angststörungen sind von Verhaltenstherapeuten entwickelt worden: Dem Betroffenen wird ein schlüssiges Modell vermittelt, das ihm erläutert, wie Ängste entstehen und welche Folgen seine Vermeidungsstrategien haben. Danach wird er schrittweise angeleitet, das Vermeiden abzubauen und die Bedrohung als Herausforderung anzunehmen. Es führt kein Weg daran vorbei, zu lernen, Angstsituationen auszuhalten. Das ist der gemeinsame Nenner bei allen verhaltenstherapeutischen Methoden. Im Folgenden werden die wichtigsten Bestandteile der Psychotherapie von Angststörungen vorgestellt.

Veränderung des Denkens

Unrealistische Gedanken überwinden

Eine genaue Verhaltensanalyse verhilft dem Betroffenen zur Erkenntnis, dass sein Angstproblem in hohem Maß durch unrealistische Gedanken aufrecht erhalten wird. Wer sich das klar macht, kann sie allmählich durch realistischere Gedanken ersetzen. Das besondere Augenmerk gilt hierbei den Katastrophenvorstellungen. Statt vor dem schlimmsten Fall angstvoll die Augen zu verschließen, wird genau gefragt, wie wahrscheinlich die »Katastrophe« ist und welche Bewältigungsmöglichkeiten es dann noch geben könnte. Die meisten vorweggenommenen Katastrophen entpuppen sich so als eingebildet.

Gedankenstopp und Selbstverbalisation

Hier setzt die »Selbstverbalisation« ein: Der geängstete Mensch geht auf kritische Distanz zu seinen Angstgedanken. Er unterbricht die negative Gedankenspirale immer wieder neu durch einen plötzlichen »Gedankenstopp« in Form eines Selbstbefehls. Dann sagt er sich angstlindernde Sätze vor (z. B. ein tröstliches Bibelwort) und lobt und ermutigt sich selbst bei jedem Schritt zur Bewältigung der Angst. Dieses Training kann im Sinne eines »Schneeballeffekts« weit reichende Folgen für die gesamte Denkstruktur dieses Menschen haben.

Im Übrigen werden dieselben gedanklichen Veränderungen vermittelt, die bereits im Kapitel »Selbsthilfe« beschrieben wurden.

Desensibilisierung

In der Behandlung von Angststörungen spielen Entspannungstechniken eine große Rolle, denn je größer die Entspannung, desto kleiner wird die Angst. Hauptanwendungsgebiet hierfür ist die »Systematische Desensibilisierung«. Die

Systematische Desensibilisierung ist erwiesenermaßen ein hoch wirksames Verfahren, um spezifische Ängste zu verringern. Ihr Anwendungsgebiet sind vor allem Phobien. Die Erfolgsaussichten steigen, je genauer der auslösende Angstreiz beschrieben werden kann. Bei komplexeren Störungen und generalisierten Ängsten ist sie nicht so erfolgreich. Ganz besonders bewährt hat sie sich bei Prüfungsängsten.

Stufenweiser Angstabbau

Ziel der Methode ist es, die Angst stufenweise abzubauen. Im ersten Therapieteil wird zunächst sorgfältig ermittelt, worin das problematische Angstverhalten besteht und wodurch es jeweils ausgelöst wird. Dann wird festgelegt, für welchen Reiz der Klient desensibilisiert werden soll. Es wäre zum Beispiel nicht sinnvoll, mehrere Phobien gleichzeitig behandeln zu wollen. Es soll sich durchweg um ein und dasselbe Problem handeln, nur eben in Abstufungen. Darum geht es beim nächsten Behandlungsschritt: Nachdem einige Angstsituationen genau beschrieben wurden, in denen der Reiz in unterschiedlicher Höhe auftritt, werden sie hierarchisch geordnet, indem der Klient ihnen vorher vereinbarte Zahlenwerte zuordnet (z. B. 0 = gar keine Angst bis 10 = unerträgliche Todesangst). Zum Beispiel wird ein Mensch mit einer Spinnenphobie die Angst sehr viel stärker erleben, wenn er eine Spinne auf die Hand nimmt, als wenn er das gefürchtete Tier im Lexikon sieht. Parallel zu diesen vorbereitenden

Maßnahmen erlernt der Klient die Progressive Muskelentspannung.

Im zweiten Teil erfolgt die Desensibilisierung. Den Anfang bildet die unterste Stufe der zuvor aufgestellten Angsthierarchie. Ziel ist es, sich zu der Höhe hinaufzuarbeiten, die Therapeut und Klient vereinbart haben. Völlige Angstfreiheit muss nicht unbedingt erreicht werden, aber erfolgreich ist die Behandlung erst, wenn der Klient diese Angst nicht mehr als *Störung* erlebt.

Der Klient hat mittlerweile gelernt, sich in kurzer Zeit zu entspannen. Wenn er so weit ist, gibt er dem Therapeuten ein Signal. Dieser führt ihm nun die vereinbarte Szene vor Augen. In der Vorstellung setzt sich der Klient dem angstauslösenden Reiz aus und versucht, dabei so entspannt wie möglich zu bleiben. Die Szene wird so oft wiederholt, bis der Klient keine Angst mehr dabei spürt. Im Lauf der Zeit wird er immer vertrauter mit den Situationen, die er normalerweise meiden würde, und die Angst baut sich immer mehr ab.

Einübung im wirklichen Leben

Die Desensibilisierung sollte dann auch »live« (in vivo) durchgeführt werden. Ideal ist es, wenn das Training in vivo dem Training in der Vorstellung (in vitro) folgt. Schon Sigmund Freud hatte erkannt: »Man wird kaum einer Phobie Herr, wenn man abwartet, bis sich der Kranke durch die Analyse bewegen lässt, sie aufzugeben. Man kann anders vorgehen.« Man solle den Klienten »bewegen, auf die Straße zu gehen und während dieses Versuchs mit der Angst zu kämpfen«.

Dabei ist besonders wichtig, dass

- der Klient stets weiß, worum es gerade geht;
- die systematische stufenweise Vorgehensweise präzise eingehalten wird;
- Klient und Berater viel Geduld haben und jede Übereilung vermeiden.

Der Erfolg kann als gesichert gelten, wenn der Klient berichtet, dass er sich auch in den realen Situationen angstfrei gefühlt hat.

Konfrontation

Ein neuer Trend

Systematische Desensibilisierung ist der sanftere, aber auch der längere Weg, um Angst zu überwinden. Schneller zum Erfolg kommt die Konfrontationsstrategie, die sich in den vergangenen Jahrzehnten in der Psychotherapie etabliert hat. Sie fordert Klient und Therapeut aber auch stärker heraus. In der Literatur wird sie auch »Expositionsbehandlung« genannt.

Die betroffene Person wird nach einem genauen Plan und sorgfältiger Vorbereitung mit der Angstsituation so konfrontiert, dass sie die ganze Angstattacke durchlebt, ohne ihr auszuweichen. Ziemlich bald kann sich so die Erfahrung durchsetzen, dass die Angstsymptome an sich harmlos sind und nach einem raschen Höhepunkt recht bald wieder vergehen. Diese Methode kann sehr erfolgreich sein. Allerdings ist sie auch gefährlich, wenn es an therapeutischer Gewissenhaftigkeit und Erfahrung mangelt. Für die Konfrontationsstrategie ist eine stabile Vertrauensbeziehung zwischen Klient und Therapeut dringend erforderlich.

Die Reizüberflutung

Die massivste Konfrontationsbehandlung findet in der »Reizüberflutung« statt. Bei diesem Verfahren werden die Betroffenen an mehreren aufeinander folgenden Tagen jeweils mehrere Stunden starken Angstreizen ausgesetzt. Die Erfolge scheinen sehr gut zu sein. Es versteht sich von selbst, dass nur erfahrene Experten solche Behandlungen durchführen sollten. Die hohe Wirksamkeit von Konfrontationsbehandlungen ist wissenschaftlich sehr gut belegt. Sie ist einer der Gründe dafür, dass sich die Behandlungschancen von Angststörungen wesentlich verbessert haben.

Der große Trost

»Siehe, es kommt die Stunde und ist schon gekommen, dass ihr zerstreut werdet, ein jeder in das Seine, und mich allein lasst. Aber ich bin nicht allein, denn der Vater ist bei mir. Das habe ich mit euch geredet, damit ihr in mir Frieden habt. In der Welt habet ihr Angst; aber seid getrost, ich habe die Welt überwunden.«

Johannes 16,32-33

»Das *habe* ich mit euch geredet«, sagt Jesus. Das heißt: Er kommt zum Ende und fasst nun zusammen, worum es in seiner ganzen Rede ging: »dass ihr in mir Frieden habt«. Es ist Jesu Abschiedsrede. Was folgt, ist für die Jünger furchtbar. Gerade ist einer von ihnen gegangen, um den Verfolgern das Versteck Jesu zu verraten. Die schrecklichsten Stunden ihres Lebens liegen vor ihnen. Zuletzt werden sie fassungslos, mit lähmender Angst aus der Ferne oder mit dem Mut der Verzweiflung aus der Nähe, hilflose Zeugen seiner grausamen Hinrichtung sein.

Jesus weiß das alles. Darum sagt er: »Die Stunde kommt, ja, sie ist sogar schon gekommen, dass ihr zerstreut werdet und mich allein lasst. Aber ich bin nicht allein, denn der Vater ist bei mir.« Sie werden ihn verlassen, weil die Angst sie packen wird. Er vergibt ihnen schon jetzt. Er sieht nicht auf ihr Versagen, er sieht auf ihre Not. Sie werden es schwer haben. Darum brauchen sie Zuspruch. Er tröstet sie.

Gott weiß: Wir sind Wesen in Angst. Gewiss, die Liebe treibt die Furcht aus. Johannes erinnert später in seinem ersten Brief daran. Aber ausgetrieben werden *muss* sie, weil sie zuerst da ist. Und als Ausgetriebene drängt sie stets wieder zurück, wie ein Magnet zum Eisen. So lange wir hier unterwegs sind, kämpft die Angst um ihre Herrschaft. Wir erliegen ihr, wenn nicht Gottes Kraft sie überwindet. Gottes Kraft ist Gottes Trost.

Der Mensch ist ein Wesen in Angst

Als der Tanker »Prestige« gesunken war, half es nur wenig, die Meeresoberfläche vom Öl zu befreien, denn aus dem Leck des Wracks strömte immer neues Öl nach. Jeder zehnte Deutsche wird durch schwere Ängste geplagt und gestört. Wir haben gute Methoden kennen gelernt, um die Angst an der Oberfläche zu bekämpfen und ihre fatalen Folgen einzudämmen. Aber dauernd strömt sie aus der Tiefe nach. Die tiefen Quellen der Angst sind dort, wo es ums Ganze geht. Die tiefste Angst ist Existenzangst: die Angst, dass alles umsonst ist. Die Angst, in der Ewigkeit nirgends zu Hause zu sein. Die Angst, am Leben vorbei zu leben und dadurch unendlich schuldig zu werden. Die Bibel erklärt diese Angst: Sie herrscht, weil wir nicht mehr bei Gott zu Hause sind. Seit dem Sündenfall verbergen sich die Menschen vor Gott, statt vertrauensvoll die Geborgenheit seiner Nähe zu suchen. Sie sind in Angst.

Die Ängste an der Oberfläche müssen bekämpft werden. Hier geht es um Heilung. Dafür brauchen wir die Psychotherapie. Aber noch wesentlicher ist es, die Angst in der Tiefe zu überwinden. Das Leck muss abgedichtet werden. Hier geht es um mehr als Heilung – hier geht es um *das* Heil. Dort reicht keine Methode der Psychotherapie hin, denn jede Methode ist ein Weg, den wir *selbst* gehen können. Aber mit dem Leck der Gottentfremdung kommen wir allein nicht zurecht. Damit wird nur Gott selbst fertig. Zu groß ist die Macht der existenziellen Angst. Darum muss die Hilfe von dem kommen, der größer ist als wir selbst und alle Angst.

Seine Liebe treibt die Furcht aus. Das ist ein Prozess. Solange wir in der Welt sind, bleibt die Angst und setzt uns zu. Es strömt immer etwas nach. Wir sind immer gefährdet. Aber die Angst wird eingedämmt. Sie muss uns nicht mehr überschwemmen. Eine andere Macht ist stärker und setzt sich durch: der Friede Christi, den er uns schenkt.

Gott ist unser Tröster

Martin Luther und sein Seelsorger Staupitz sitzen im Klostergarten von Wittenberg. Luther sagt: »Es ist schwer, dass ein Mensch soll glauben, dass ihm Gott gnädig sei. Des Menschen Herz kann es nicht fassen.« Luther hat Angst vor Gott und seinem Sohn. Staupitz antwortet: »Es ist nicht Christus, was euch bange macht; denn

Christus erschreckt nicht, sondern tröstet.« Das hinterlässt einen tiefen Eindruck bei Luther. Später sagt er deswegen sogar: »Staupitz hat die Lehre der Reformation angefangen.«

»Christus erschreckt nicht, sondern tröstet.« Darum droht er den Jüngern nicht, obwohl er weiß, wie sie sich verhalten werden. Darum wird er in wenigen Stunden, nach dem dritten Hahnenschrei, seinem Petrus voller Liebe in die Augen sehen. Darum wird er nach dem endgültigen Versagen seiner Jünger, als aller Glaube erloschen ist und nur noch Angst und Sorge über sie herrschen, als Auferstandener unter sie treten, als wäre nichts gewesen. Und bevor sie noch irgendetwas sagen können, wird er voller Liebe den Zuspruch erneuern: »Friede sei mit euch.« Seine Liebe treibt die Furcht aus.

»Fürchtet euch nicht«, sagt der Engel in der Weihnachtsbotschaft. »Siehe, ich verkündige euch große Freude, die allem Volk widerfährt. Denn euch ist der Heiland geboren.« Und dann singt der Engelchor das Lied vom Frieden, der jetzt beginnt. Es ist *frohe* Botschaft, *gute* Nachricht. Es ist Gottes Antwort auf die große Angst. »Erschreckt nicht«, sagt Jesus immer wieder in seiner tröstlichen Rede zum Abschied. »Ich gehe eine Zeit lang von euch weg, aber ich lasse euch nicht verwaist zurück. Mein Geist wird zu euch kommen, der Tröster.« Gott weiß: Wir sind Wesen in Angst. Gott weiß: Nichts brauchen wir so sehr wie seinen großen Trost.

Glaube ist Flucht zum Vater

Gott ist der Vater, der uns tröstet, wie einen seine Mutter tröstet. Friedrich von Bodelschwingh erzählt in einer Predigt eine Anekdote aus seiner Kindheit: Irgendein beängstigendes Geräusch weckte ihn und seine kleine Schwester auf. Bald hielten sie es nicht mehr aus vor Angst. Sie beschlossen, den aus ihrer Sicht äußerst unheimlichen Weg durch zwei völlig dunkle und kalte Räume in das Zimmer ihres Vaters zu gehen. Sie tasteten sich durch und waren sehr getröstet, als sie ins Helle und zum Vater kamen, der sie freundlich empfing und fragte, was sie wollten. »Zu dir kommen« – das war alles, was ihnen noch einfiel.

»Was heißt beten?« fragt Bodelschwingh dann und antwortet. »Beten heißt: sich aus der Angst der Welt aufmachen und zum Vater gehen. Beten heißt: mitten durch die Kälte und Finsternis hindurchwandern und zum Vater gehen.« Das ist *unsere* Antwort auf die existenzielle Angst – das ist die »Methode« des Glaubens. Wir überwinden die Angst, indem wir dorthin fliehen, wo wir Trost finden. Der Glaube hat nur dieses eine Ziel: »Zu dir kommen.« In den Schutzraum seines Friedens hinein. »In mir sollt ihr Frieden haben«, sagt Jesus. Das ist räumlich zu verstehen. Wenn er uns von allen Seiten umgibt, dann sind wir vor dem Zugriff der Angst geborgen.

Anhang

Angstfragebogen[4]

Dieser Fragebogen erfasst *nicht* Hypochondrie, Posttraumatische Belastungsstörung und Zwangsstörung.

1. Erinnern Sie sich daran, einmal einen Angstanfall erlebt zu haben? Ein Angstanfall ist das ganz plötzliche und unerwartete Gefühl starker Angst und Beklommenheit in Situationen, die normalerweise keine besondere Angst erzeugen.	ja	nein ➪	weiter mit Frage 3
2. Wenn Sie schon einmal einen solchen Anfall hatten: Spürten Sie dabei körperliche Symptome wie starkes Herzklopfen, Atemnot, Benommenheitsgefühl, Hitzewallung oder Kälteschauer? Kam Ihnen alles unwirklich vor? Hatten Sie Angst zu sterben?	ja	nein ➪	weiter mit Frage 3

[4] Nach R.J. Boerner et al., *Die Panikstörung: Diagnose und Behandlung* (Schattauer: Stuttgart, New York, 1997), S. 93

3. Waren Sie im letzten halben Jahr fast immer ängstlich, voller Sorgen, Befürchtungen und Spannung? ja nein ➪ weiter mit Frage 6

4. Haben Sie in diesem halben Jahr mehrere schwere Sorgen gleichzeitig geplagt? ja nein ➪ weiter mit Frage 6

5. Haben Sie in diesem halben Jahr unter Schlafstörungen gelitten, sich als besonders nervös oder schreckhaft erlebt, oder sind körperliche Symptome wie Schwitzen, Schwindel und Herzrasen aufgetreten? ja nein ➪ weiter mit Frage 6

6. Haben Sie schon seit einiger Zeit große Angst davor, allein das Haus zu verlassen oder sich in eine Menschenmenge (z. B. in einem Kaufhaus) oder in öffentliche Verkehrsmittel zu begeben? ja nein ➪ weiter mit Frage 9

7. Stellen sich in solchen Situationen körperliche Symptome ein wie z. B. starkes Herzklopfen, Zittern, Schwitzen, Erstickungsgefühle oder die Furcht, hilflos zusammenzubrechen? ja nein ➪ weiter mit Frage 9

8. Ist es schon öfter vorgekommen, dass Sie solche Situatio-

nen Ihrer Befürchtungen wegen vermieden haben?	ja	nein ➪	weiter mit Frage 9
9. Haben Sie starke Ängste vor bestimmten Situationen (Höhe, geschlossener Raum, Spritze bekommen o. Ä.), Gegenständen oder Tieren?	ja	nein ➪	weiter mit Frage 11
10. Ist es schon öfter vorgekommen, dass Sie solche Situationen Ihrer Befürchtungen wegen vermieden haben?	ja	nein ➪	weiter mit Frage 11
11. Haben Sie starke Ängste, etwas zu tun, wenn andere dabei sind, wie z. B. vor einer kleinen Gruppe zu sprechen, andere um etwas zu bitten, in der Öffentlichkeit etwas zu sich zu nehmen o. Ä.?	ja	nein	
12. Ist es schon öfter vorgekommen, dass Sie solche Situationen Ihrer Befürchtungen wegen vermieden haben?	ja	nein	

Auswertung

Wenn Sie ...

Frage 2 mit »ja« beantwortet haben: Verdacht auf Panikstörung

Frage 5 mit »ja« beantwortet haben: Verdacht auf generalisierte Angststörung

Frage 8 mit »ja« beantwortet haben: Verdacht auf Agoraphobie

Frage 10 mit »ja« beantwortet haben: Verdacht auf eine spezifische Phobie

Frage 12 mit »ja« beantwortet haben: Verdacht auf soziale Phobie

Wichtige Benzodiazepine im Überblick

Wirkstoff	*Bezeichnung im Handel*	*Erläuterung*
Alprazolam	Tafil	bei Angst und Depression
Bromazepam	Lexotanil u.a.	bei Angst und Unruhe, erhöhtes Abhängigkeitsrisiko
Brotizolam	Lendormin	Schlafbeschwerden, sehr geringe Halbwertszeit
Chlorazepat	Tranxilium	s. Diazepam; beruhigend (wird z. B. präoperativ eingesetzt)
Chlordiazepoxid	Librium	bei Angst, innerer Unruhe

Clobazam	Frisium	geringerer Entspannungseffekt als bei Diazepam
Clonazepam	Rivotril	weniger sedierend; wird bei Krampfanfällen eingesetzt
Diazepam	Valium u. a.	das Standardbenzodiazepin gegen Angst und Unruhe, zur Muskelentspannung usw.; hohe Halbwertszeit
Flurazepam	Dalmadorm u. a.	Schlafstörungen; sehr hohe Halbwertszeit
Lorazepam	Tavor u. a.	stark angstlösende Wirkung
Lormetazepam	Noctamid u. a.	Schlafstörungen; kurze Halbwertszeit
Oxazepam	Adumbran u. a.	Schlafstörungen; kurze Halbwertszeit
Temazepam	Planum u. a.	Schlafstörungen; kurze Halbwertszeit, gut verträglich
Triazolam	Halcion	Schlafstörungen; kann Halluzinationen etc. auslösen

Nach C. Lanzendörfer, J. Scholz, *Psychopharmaka: Pillen für die Seele,* (Springer: Berlin, Heidelberg, 1995), S. 53

Merksätze zum Umgang mit der Angst

1. Dass Sie Angst haben, ist ganz normal.
2. Gehen Sie den Angstsituationen nicht aus dem Weg.
3. Lassen Sie sich durch das herausfordern, was Ihnen Angst macht, ohne sich dabei zu überfordern.
4. Keine Angst vor der Angst! Denn die Angst an sich schadet der Gesundheit nicht.
5. Stecken Sie den Kopf nicht in den Sand, wenn die Angst kommt, sondern beobachten Sie aufmerksam, was *wirklich* geschieht. Lassen Sie sich Zeit, statt hektisch zu reagieren, und weichen Sie nicht aus, bis das Angstgefühl wieder nachgelassen hat. Nehmen Sie ganz bewusst wahr, wie die Angst schon bald von selbst wieder abklingt.
6. Geben Sie sich nicht unrealistischen Fantasien über schreckliche Ereignisse hin, die eintreten könnten, wenn die Angst kommt.
7. Freuen Sie sich über jeden noch so kleinen Erfolg in der Auseinandersetzung mit der Angst.

Verwendete Literatur

Allmer, Henning, Erholen Sie sich richtig?, in: Psychologie heute (1997) 7, 20 ff.

Beck, Aaron T. et al., *Kognitive Therapie der Depression,* Hg. M. Hautzinger (Beltz: Weinheim/Basel, 1999).

Boerner, R.J., et al., *Die Panikstörung: Diagnose und Behandlung* (Schattauer: Stuttgart/New York, 1997).

Bodelschwingh, Friedrich von, *Lebendig und frei: Predigten*, 2. Aufl. (Anstalt Bethel: Bethel, 1939).

Buber, Martin, *Ich und Du,* 13. Aufl. (Lambert Schneider: Heidelberg, 1997).

Butollo, Willi, *Die Angst ist eine Kraft: Über die konstruktive Bewältigung von Alltagsängsten*, überarbeit. Neuausgabe (Beltz: Weinheim, 2000).

Butollo, W., Höfling, S., *Behandlung chronischer Ängste und Phobien: Erfahrungsorientiertes Lernen, systemische Konfrontation, kognitive Verhaltenstherapie,* Klinische Psychologie und Psychopathologie, Hg. H. Remschmidt, Bd. 28 (Ferdinand Enke: Stuttgart, 1984).

Dilling, H. et al. (Hg./Übersetzer), Weltgesundheitsorganisation, *Internationale Klassifikation psychischer Störungen: ICD-10, Kapitel V (F). Klinisch-diagnostische Leitlinien,* 2., korr. Aufl. (Hans Huber: Bern u. a., 1993).

Dostojewski, Fjodor, *Die Brüder Karamasoff*, 29. Aufl. (Piper: München/Zürich, 1999).

Drewermann, E., Jeziorowski, J., *Gespräche über die Angst* (Gütersloher Verlagshaus Gerd Mohn: Gütersloh, 1991).

Eibach, Ulrich, *Seelische Krankheit und christlicher Glaube: Theologische, humanwissenschaftliche und seelsorgerliche Aspekte*, Theologie in Seelsorge, Beratung und Diakonie, Bd. 3 (Neukirchener Verlag: Neukirchen-Vluyn, 1992).

Ellis, Albert, *Training der Gefühle: Wie Sie sich hartnäckig weigern, unglücklich zu sein,* (mvg: Landsberg a.L., 1996).

Goleman, Daniel, *Emotionale Intelligenz*, aus d. Engl. v. F. Griese, 14. Aufl. (Deutscher Taschenbuch Verlag: München, 2001).
Goulding, M. M., Goulding, R. L., *Neuentscheidung: Ein Modell der Psychotherapie,* 3. Aufl. (Klett-Cotta: Stuttgart, 1989).
Grawe, Klaus, *Psychologische Therapie*, 2., korr. Aufl. (Hogrefe: Göttingen u. a., 2000).
Grawe, Klaus et al., *Psychotherapie im Wandel: Von der Konfession zur Profession*, 4. Aufl. (Hogrefe: Göttingen u. a., 1995).
Guter, Josef (Hg.), *Chinesische Märchen,* (Fischer Taschenbuch: Frankfurt a.M., 1973).

Haendler, Otto, *Die Predigt,* 3. Aufl. (Berlin, 1960).
Helmchen, H., Linden, M. (Hg.), *Die Differenzierung von Angst und Depression*, Tropon-Symposium 1 (Springer: Berlin/Heidelberg, 1986), 167–176.
Helmchen, H., Linden, M., Die Differenzierung von Angst und Depression, in: Helmchen, H., Linden, M. (Hg.), *Die Differenzierung von Angst und Depression*, Tropon-Symposium 1 (Springer: Berlin/Heidelberg, 1986), 187-196.
Hoyer, J., Margraf, J. (Hg.), *Angstdiagnostik: Grundlagen und Testverfahren* (Springer: Berlin, Heidelberg, 2003).

Jonas, Hans, *Das Prinzip Verantwortung: Versuch einer Ethik für die technologische Zivilisation,* (Suhrkamp Taschenbuch: Frankfurt a.M., 1984).

Kaestele, Gina, *Umarme deine Angst: Neun Helfer bei Hilflosigkeit und Angst – das praktische Selbsthilfeprogramm*, 6. Aufl. (Herder: Freiburg i.B., 2001).
Kierkegaard, Søren, *Der Begriff Angst,* (Reclam jun.: Stuttgart, 1996).
Kierkegaard, Søren, *Die Krankheit zum Tode* (Reclam jun.: Stuttgart, 1997).

Lanzendörfer, C., Scholz, J., *Psychopharmaka: Pillen für die Seele,* (Springer: Berlin/Heidelberg, 1995).
Lazarus, Arnold, *Innenbilder: Imagination in der Therapie und als Selbsthilfe,* aus d. Amerik. v. J. András, Reihe Leben lernen, Bd. 47, 3., verbess. Aufl. (Pfeiffer bei Klett-Cotta: Stuttgart, 2000).
Lazarus, Richard S., *Stress and Emotion: A New Synthesis* (Free Association Books: London, 1999).

Margraf, J., Schneider, S., *Panik: Angstanfälle und ihre Behandlung*, 2., überarb. Aufl. (Springer: Berlin/Heidelberg, 1990).

Pfeifer, Samuel, *Die Schwachen tragen: Moderne Psychiatrie und biblische Seelsorge,* 3. Aufl. (Brunnen: Basel, Gießen, 1994).

Riemann, Fritz, *Grundformen der Angst: Eine tiefenpsychologische Studie* (Ernst Reinhardt: München/Basel, 1992).

Tillich, Paul, *Auf der Grenze: Aus dem Lebenswerk Paul Tillichs* (Siebenstern Taschenbuch: München/Hamburg, 1964).

Tillich, Paul, *Der Mut zum Sein*, 2. Aufl. (Furche: Hamburg, 1968).

Tillich, Paul, *Systematische Theologie,* Bd. 3, unveränd. Nachdruck der 4. Aufl. v. 1984 (Walter de Gruyter: Berlin/New York, 1987).

Watzlawick, Paul, *Anleitung zum Unglücklichsein*, 34. Aufl. (Piper: München/Zürich, 1992).

Wittchen, Hans-Ulrich, *Bedarfsgerechte Versorgung psychischer Störungen: Abschätzungen aufgrund epidemioloischer, bevölkerungsbezogener Daten,* Stellungnahme im Zusammenhang mit der Befragung von Fachgesellschaften durch den Sachverständigenrat für die Konzentrierte Aktion im Gesundheitswesen, o.J., http://www.btonline.de/info/krankheiten/versorgung.pdf, Download 21.3.2003.

Wittchen, H.-U. et. al., *Angst: Angsterkrankungen, Behandlungsmöglichkeiten,* (Freiburg/Basel, 1995).

Wolff, Hans Walter, *Anthropologie des Alten Testaments*, 4., durchg. Aufl. (Christian Kaiser: München, 1984).

Kontaktadresse

Hans-Arved Willberg
Andersenstr. 15
D-76199 Karlsruhe

ha@willberg-karlsruhe.de
www.willberg-karlsruhe.de

Ebenfalls von *Hans-Arved Willberg:*

Wenn alles zu viel wird

Depressive Verstimmungen
und ihre Überwindung

96 Seiten, Rbtaschenbuch, Bestell-Nr. 220 614

Depression ist in den Industrieländern eine der am weitesten verbreitenden Krankheiten, die in sehr unterschiedlichen Formen auftritt.

Welche Rolle spielt der Glaube bei dieser Erkrankung? Welche therapeutischen Möglichkeiten gibt es?

Unter psychologischer und theologischer Perspektive gibt Hans-Arved Willberg fundierte Antworten. Er bietet einen guten Einblick in das Thema und macht Betroffenen Mut: Denn die meisten, die eine Therapie beginnen, erfahren eine deutlich erkennbare Hilfe.